がんのセルフケア

看護師として患者として

岡崎 寿美子

目　次

はじめに

本書は、私ががんを発病してから今に至る経緯と、その時々の思いについて記した、がん闘病記録である。

仕事が看護師であることから、病める時はもちろん、健康を取り戻した時も、自分で自分をケアしたことから看護のセルフケア・チャートとも言えよう。

人の一生の間には健康な時もあれば病の時もあって、健康と病の間を行き来する。この健康連続体の中で、中高年から老いていく長きにわたる過程にあって、がんという病にあるときとそうでないときの、一女性としての生きた証でもある。

生涯を健康で生きられることは最高の幸せであるが、しかし、病に生きたとしても不幸とばかりいえまい。がんになったことで悔しいことも多々あったが、そこに意義を見出すこともできたと思う。

どんな生き方であっても、その人にとってはかけがえのない唯一の人生である。病になってからの生活は、日常生活をいかに整えるかという、自己の体調を気遣うケアに他ならない。

このような私のがん（マイがん）という体験を通して、どのように考え生きてきたかについて客観的・物語的に振り返ってみた。

第1章　卵巣がんを発症

1．卵巣がんとは

もし、私が看護の仕事に就いていなければ、多分、今頃は天国に行ってこの世に居なかったかもしれない。

卵巣がんはがんの中でも発見しづらく進行の早いがんといわれている。女性の生殖器疾患では子宮がんの検診は年1回といわれているが、卵巣がんは半年に1回ぐらいの検診が必要で、それでも見つけがたいといわれる。体の奥にあり肉眼で見ることも難しく、がんが大きくなっても周囲臓器への影響があまりないため気づきにくいからである。

毎年、人間ドックで検診を受けていても、たまたまその年をはずして、旅行から帰り気がつくとお腹が腹水で大きくなり、がんがかなり進行していたというような話も聞く。飲酒や加齢により太ったかなという思い違いや、婦人科受診をためらっていてつい検査

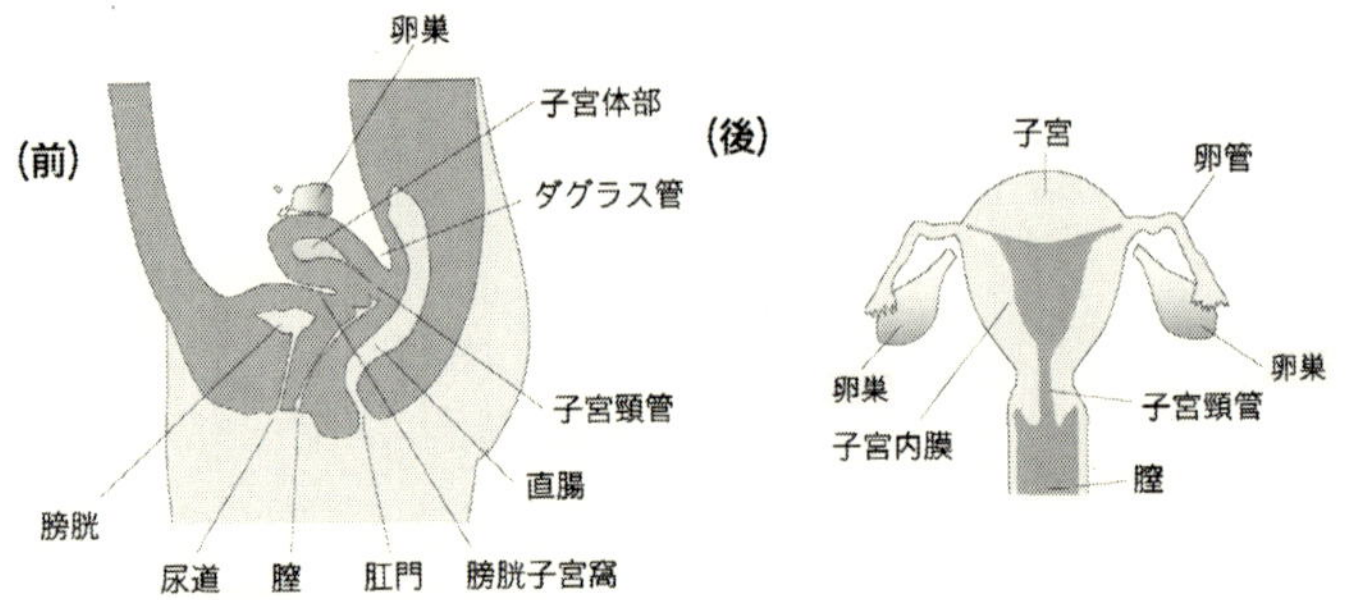

図1　女性生殖器

が遅れることも多いようだ。初期症状は軽い便秘ぐらいで見落としやすい。

私自身の場合も、お腹が張り何となくおかしいなと思っていると、横隔膜が押し上げられて肩で呼吸するようになっていた。この間、2、3ヵ月のことであった。高熱が出て急変するような客観的変化があれば、誰でも直ぐに気がつくこともできるが、日々、徐々に少しずつ変化することには実は気がつかない場合が多いのである。

卵巣は、子宮の側らに左右にひとつずつあり、卵子がここで成熟し排出されるところであり、親指の頭ほどの大きさである（**図1**）。

周期的に女性ホルモンを分泌し、手術でほぼ全部とってほんの少しのみ残した場合でも、原始細胞であることから、卵巣の働きは全くなくなるということはない。

以前に多かった子宮頸がんは今日では減少してきてお

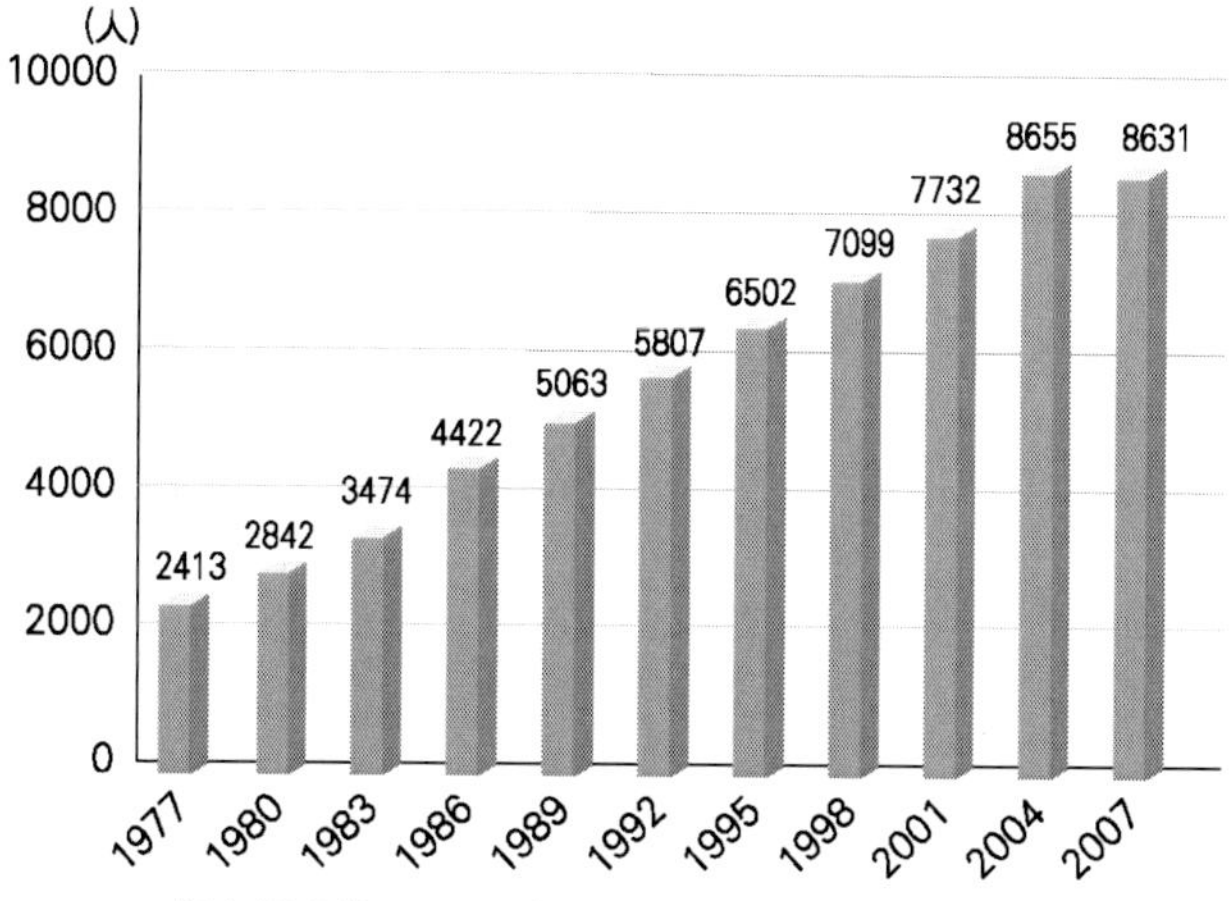

(国立がん研究センターがん対策情報センター 地域がん登録全国推計値)

図2 卵巣がん罹患数の推移

り、逆に子宮体がんや卵巣がんは多くなってきている。日本において卵巣がんは年間6,000人~8,000人が罹患し(**図2**)、その多くは50~70代で約7割を占めている。

コラム 卵巣がんは日本女性のがんの中では11番目で決して多いがんではない。一番多い部位は乳房、次いで胃、結腸、肝臓、膵臓…となる(**図3**)。

コラム **卵巣がんの検診** 現段階ではなかなか難しいようであるが、子宮頸がんの検診の折にでも医師に相談して、内診や経膣超音波検査や腫瘍マーカーなどを受けることで卵巣がんの検診ができる。

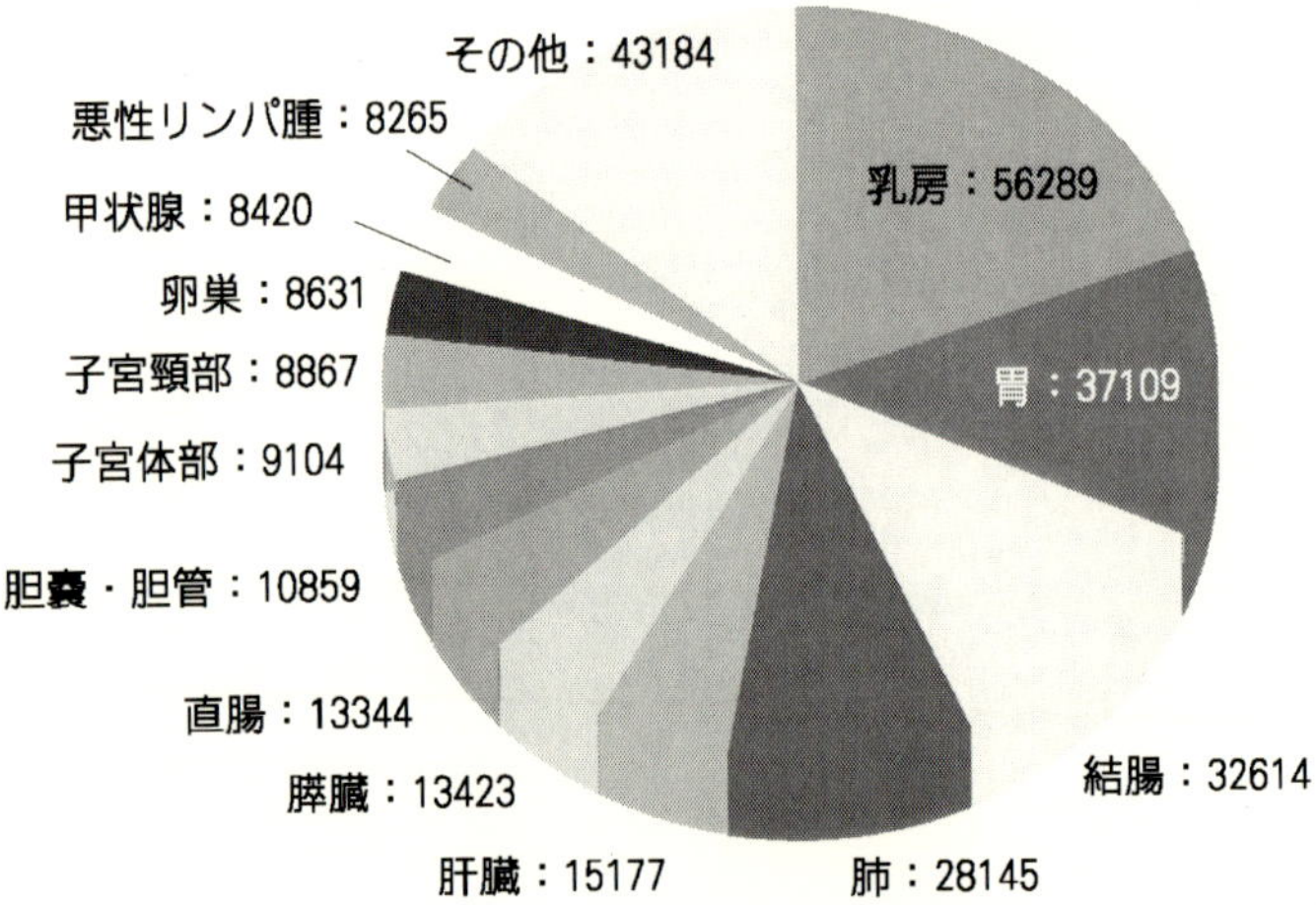

図3　日本女性の部位別がん罹患数

2. 病状サマリー

私自身の病状経過を**表1**にまとめてみた。出版に際して、現在お世話になっている受持医とがん専門看護師に、内容に記憶違いはないか経過を点検していただいた。

私のがんは、上皮性腫瘍中、一番多いと言われている漿液性腺《しょうえきせいせん》がんである。なぜこの病になったか、また、どのような治療を必要とし、また、それに対しどのような闘病をしたかは、10人居れば10通りであろう。

私自身は闘病中に「今、お薬飲んでいるの？　がんは一生付きまとうのよ、治療中なの？　もういいの？」などと頓珍漢な質問されると気が滅入った。

いろいろと言葉をかけてくれるのは善意

表1 病状経過

平成・年月	年齢（歳）	治　療　内　容
7年12月	54	診断：卵巣腫瘍（悪性）
8年1月	〃	手術とCET化学治療（6）
9年1月	55	セカンドルック手術とPE化学治療（5）
13年3月	59	腫瘍・小腸部分切除とCDDP化学治療（7）
21年2月	67	診断：再発（傍大動脈リンパ節腫大）
21年3月	〃	TC化学治療（6）
22年5月	68	放射線治療（27）

によるものであろうが、言われる本人にとっては面白くないのも無理はないのだ。たとえ、同じ卵巣がんで病態が似ていたとしても、個々人に個性があるように、各人のがん細胞も、また治療法もそれぞれ異なり、闘病もそれぞれ違う。人の顔が様々で決して同じでないのと同じある。このことから、あえて自身のがんをマイがんとした。

平成7年12月に大学病院を受診して翌年1月初旬、悪性の卵巣腫瘍で婦人科手術（腹式単純子宮全摘出・両側卵巣及び付属器切除・大網切除・腹腔内リンパ郭清《かくせい》）を受けた。術後診断では卵巣がんFIGO[*1]分類Ⅱc期であった。

術後は同年にエンドキサン、パラプラチンなどの化学治療を6クール受けた。

翌年の1月にセカンドルック手術[*2]を受けて、腹腔内6ヵ所のスメアー（細胞診）で採取した細胞のうち1ヵ所で擬陽性となったためその年もシスプラチン、エトポシドなどの化学治療を5クール受けた。

5年目に外来フォローで再発が分かり腫瘍と小腸の一部を切除し、その年も化学治療7クールを行った。この術後にイレウスを併発し半年ほど腸の動きは不調であったが、その後は順調に経過する。

13年目になる平成21年に腫瘍マーカーが上昇し、画像診断で腹部傍大動脈リンパ節に転移が見つかり、パクリタキセル・カルボプラチンの化学治療を6クール行った。その結果、縮小したものの腫瘍マーカーは下がらず、イレウスの既往があることなどから手術を避け、平成22年に放射線治療27回を受け、現在に至る（**表1**）。

＊1　FIGO　国際産科婦人科連合の略。

＊2　セカンドルック手術　当時、私はこの手術を受け内部を確認することで、卵巣がん患者治療の方針が可能だと思っていた。現在では、この手術でがんが治ったと確認できても再発があることからあまり行われないようになった。

3．がんを発症

私は平成元年に母を子宮頸がんで亡くしていた。自分もがんになったことで遺伝的なものかとはじめは心配していたが、子宮頸がんはヒトパピローマウイルスの感染で起こるということで遺伝ではない。しかし、がんそのものは、細胞の疾患といわれるように遺伝子が傷ついた結果によることから、親の遺伝子を引き継ぐ以上、がんになりやすい素因は十分にあったと思っている。

この病気になるまで大きな勘違いをしていたのだ。毎年人間ドックを受けていたので健康には十分気をつけていると確信し平然と暮らしていた。もっともっと健康に気をつけるべきで、あまりにも無防備であったと今になり後悔している。

平成7年の暮れ、自分で少しおかしいと確信するようになり思い切って受診した。その結果、入院・手術となったが、すでにその4ヵ月前の夏のある日、何かしらの異変を少なからず感じていた。

右下肢をあげるストレッチ運動をしていたところ、何か鼠径《そけい》部にキューンとつれる感がした。それが妙に気味悪かった。それから、右の腹部が膨れていく感じがして、それは徐々に大きくなり、12月の半ばには、夜中に自分で腹部を触診すると、ちょうど黒い不気味な感じの塊をイメージして驚いた。

それは、赤ちゃんの頭ぐらい、ちょうど妊娠6ヵ月相当の児頭の大きさかと思えるほどであった。腹部に手を押し当て触診すると左右に動くのでなおびっくりした。

不安を感じながら、気が進まなかったが元婦人科病棟師長に付き添ってもらい婦人科外来を受診した。

有名な経験豊富な女医先生（入院後は主治医）の診察を受け、入院が決まった。このとき私自身は、まだがんという病名をはっきりと認識してはいなかった。

4．偶然と必然

母の病気を意識してか人間ドックは毎年欠かさず受けていた。ドック検診を受けることがかん予防につながるとは思っていたが、それはがんの早期発見にすぎないことを、はじめて身をもって体験し自覚した。

当時、私は多忙な日々を送っていた。睡眠も少なかったと思う。何によってストレスフルなのかも分かっていなかったと思うが、ストレスは多くあったに違いない。

食べ物にも気をつけてはいたが、それでも好き嫌いは少なくない。一人身であることから体に良い納豆や大根の味噌汁などは年に1回とるかどうか、そのような食生活であった。

休養も十分にとっていなかったはずで、体力を過信していた。

仕事も能力以上のことを一人で頑張ろうとしていた。

若い若いと思っていた身体は、もう54歳を過ぎ、老体に鞭打っていたのだ。

今、冷静になって振り返ってみると、偶然がんになったような気もするが、実は、必然のことであったようにも認識できる。

もっともっと健康を気遣った生活を送るように留意していたならば、心身共に健康生活を送るように配慮できていたならば、がんを予防できたと、今になって確信できる。

健康な日々を送ることがいかに大切で幸せなことか、今になって感じることである。

健康であるからこそ満足な仕事もできるし、行きたいところへの旅もできるし、自己実現もできる。

健康は人々に幸せをもたらし、価値ある人生へと導いてくれる。

健康である人は、このことへの感謝を忘れず、より健康であるようにさらに努めてほしい。

5. 最初の入院生活

がんと診断されたのは平成7年12月だったが、年が明けた翌年の正月を家で過ごし、1月中旬に入院して手術となった。

術式は腹式子宮全摘出術と両側卵巣・付属器切除術および大網切除術とこれらに伴う腹腔内《ふくくうない》のリンパ郭清術《かくせいじゅつ》であった。

当初、自分ではがんといえども早期発見だから簡単に治ると単純に思っていた。手術にかかわってくださった婦人科と外科、ならびに麻酔科の先生や手術室と病棟の看護師が手術のために話されることを素直に聞いて、何の不安もなく手術を受けることができた。

しかし、潜在的には死を意識していたのか、麻酔から覚め目が開き意識がはっきりすると、あの世から生きて帰還したように気持ちはすっかり高揚し本当に嬉しかった。それは何もかも新しいものに生まれ変わったようなみずみずしい感動であった。手術後の体力も十分にあり、難なく早期離床ができ、病棟内運動もしっかり行うことができた。

手術後の後遺症らしきものも全くなかった。

それまでにも大きな病気をしていなかったので、入院生活は新鮮そのもので気軽に休養できた。

食事もおいしく、見舞いに花をたくさんの方から頂戴し、花園に居るようなそんな感じであった。

婦人科手術の術後は便秘に陥り易いので、病院内や病棟内をしっかり歩くよう指導を受けて実行し、排泄面のトラブルもなくすべて順調であった。

傷が癒えた頃、第1回の化学治療が始まった。

当時受けた化学治療は、初日に腎機能検査（血液の採取）をして腎機能が良好であれば、翌日から抗がん剤の点滴静脈注射を一日かけて行うというものである。

その日からは4日間かけて輸液が持続されて、内臓に付着した抗がん剤を洗い流す。

記憶が少しあやふやとなったが、この後4週間ぐらいの期間をあけて2クール目の化学治療を行った。

これを終えた3月に退院した。

入院生活は約3ヵ月であったが、この頃は体力も気力も十分にあって元気そのものだった。

検査や治療の予定がない時は、外泊をさせてもらった。

私は、看護師からもらった用紙の裏側に、入院患者岡崎：maligunantというメモを偶然に見たことから、卵巣がんであることを知った。

その後、病棟師長の計らいから〝医療者だから真実を話しても良い〟ということで主治医よりがんであるという説明をしていただいた。

しかし、このときどれだけの内容が頭に入ったかは不明であるし、今は、その時どうだったかについて何にも思い出すことができない。後日、「(私と同じ類型の)○○さんは80歳まで生きられたのだから、あなたも養生次第でそこまで生きられる」と言われた内容だけが鮮明に残っている。

説明を正確に聞きとることが大切だが、往々にして聞く方は自身の都合で取捨選択をして聞くものである。

エピソード　がんの告知　この頃より、がんという病名を患者に伝えるようになったが、それでも、家族から言わないでほしいという依頼があれば正しい病名を伝えない場合もあった。

6. 化学治療と仕事

化学治療の初年度1年目は6クールの予定であったので、残りの4クールは仕事をしながら治療を行った。

この間は5日間の入院治療であり、この治療によって身体は非常に疲労困憊し、嗅覚は過敏になり、味覚は薬の副作用で変化をきたした。

ご飯は砂をかむような感じで味がしない。2、3日で元には戻るが、完全に味覚が戻るには1週間ぐらいかかったように思う。

4、5クールは難なく終えたが、回数を重ねると注射する部位の静脈血管は移動するのか表面に血管が出にくくなり、脆《もろ》く、細くなったように思う。

点滴がうまく刺さらないと注射担当の先生にも迷惑をかけるようになるし、何度も刺入される自身も痛みで注射が嫌になった。

2、3クールの治療を終えた頃に毛髪がバサッと脱毛した。気が付いたら体毛、睫毛《まつげ》もすべて抜けおちて、肌はつやつやしてさらっとなり、目も大きくなったように見え、在るものがなくなることには少なからずおかしさを感じた。

治療後の1日目は土曜日にあたり、仕事もないので自宅でゆっくり過ごせた。

がん患者の多くが仕事をしながら治療するが、私もしかりでゆっくりはできなかった。このとき、化学治療中を含めその後の生活をゆっくりすることと比べて、仕事をしながら治療を受けることの治療効果への是非について疑問を感じた。

私自身は一人身であることから生活がかかっているし、中途で仕事をやめるわけにはいかない責任もあった。

先輩の看護の先生から、「看護師の場合、病の体験は看護の仕事に生かせる」というありがたい言葉をいただき、それに勇気をもらい仕事と治療の両立をさせる決心がついた。

7. 化学治療を重ねて

トータルすると化学治療を相当数受けたことになる。

腫瘍の塊を作る卵巣がんには化学治療の効果は高いとのことで、私もそれ相当の治療効果があったと思っている。ただ、足底のしびれ感などは今も持続しているし、血管の弾力性が脆くなるなどの影響も少なからずあるのではと心配している。

ある時、もう治療を断念しようと心揺らいだ時があった。すると、細かいことをあまり言わない主治医から「この治療をしないで逃げてどうするの」というような言葉で強く厳しく諫《いさ》められ正気に戻れた。

今思うと、治療を続けたことで今日のこの健康があるので、このとき本当にアドバイスをいただいいて良かったと感謝している。

目には見えない細胞レベルへのこの治療法で、がん細胞の全てを抹殺するのはなかなか困難であろうが、これはやはり私に必要な治療法だったのだと今は信じてやまない。こうしないと正常細胞はがん細胞に征服されるであろうから、そうなっては困る。治療中の身体の中ではこの攻撃が起きているのである。

がんは今や2人に1人は罹るという疾患でもあるが、私は早期に発見できたことと80%大丈夫といわれていたことで、1年ぐらいの療養ですむと簡単に思っていた。

治療1年目は治ろうと焦るあまりに、身体の自然治癒力などを無視した考えの基に思いは一人歩きをしていたようだ。

2年目になり、病気は神様からのしっかり休養せよとの至上命令で、そうすることが早く身体を回復させるのではないかと、1年目の療養態度を反省するようになった。

3年目はしっかり身体をいたわることを覚え療養態度をさらに改めた。

しかし、4年目は再発というのか、手術で取りきれず肉眼では見えなかったがんの源

表 2　部位別がん罹患数（2010 年）

	男　性	
1	胃	86, 728
2	肺	73, 727
3	大腸	68, 055
	（結腸）	(42, 108)
	（直腸）	(25, 947)
4	前立腺	64, 934
5	肝臓	31, 244
6	食道	18, 145
7	膵臓	16, 839
8	悪性リンパ腫	13, 855
9	胆のう・胆管	11, 345
10	白血病	6, 615
11	甲状腺	3, 782
12	その他	72, 779

	女　性	
1	乳房	68, 071
2	大腸	50, 924
	（結腸）	(36, 766)
	（直腸）	(14, 158)
3	胃	39, 002
4	肺	33, 514
5	子宮	23, 367
	（子宮体部）	(11, 793)
	（子宮頸部）	(10, 737)
6	肝臓	16, 027
7	膵臓	15, 491
8	胆のう・胆管	11, 291
9	悪性リンパ腫	10, 064
0	卵巣	9, 918
10	甲状腺	9, 592
11	白血病	4, 869
12	食道	3, 282
13	その他	41, 776

独立行政法人国立がん研究センターがん対策情報センター資料をもとに改変

が、化学治療をしたにも関わらず頭をもたげてきた。

がんはなかなか頑固でしつこい。そのため再度、手術と化学治療を受ける羽目になった。しかし、気持ちは萎《な》えるというよりも、むしろあと2年は頑張ってみようと手術に賭け、初心に戻って治療に臨んだ。

化学治療も回数を重ねると、患部以外の健康な部分も徐々に侵害されてか、その年の5クール目の治療を終えた時点では、自宅トイレで倒れ意識を失ったほどであった。気がつくと妹が傍に居てくれたが、このように相当数の化学治療の世話になってしまった。

コラム **骨髄抑制** 化学療法のほとんどにみられる副作用である。骨髄は、赤血球、白血球、血小板などの血液を作る場所で、化学治療薬がその機能を抑制することで十分に機能しなくなる。

8. お見舞い犬が来る

平成8年1月に卵巣がんの手術を受け、その後は化学治療を受けながら外来でのフォローとなった。

ちょうどその頃、お見舞い犬がわが家にやってきた。同居する小学生だった姪はマルチーズで白色の子犬に〝あお〟と名付けた。

〝あお〟は平成8年3月に私の故郷である岡山県庭瀬で生まれた。その年の7月に見舞いとして高校時代の友人がプレゼントしてくれた犬である。

その友人は病気などしたことのない健康人で医療職でもないので、段々に気難しくなる私に、また、入退院を繰り返す長引く病に少し恐れおののいたのか、本人ではなくこの犬を寄こした。

この見舞い犬とはこれから先の長い付き合いになっていった（**図4**）。

〝あお〟は3ヵ月の子犬の時にピンクのバスケットに入れられ、飛行機で羽田空港に一、匹で到着した。私は貨物のつくところに迎えに行った。

あいにく当日は小雨が降ったり止んだりの天気で、帰りのバスの中で犬を連れていることで少し恥ずかしく思っていた。すると、バスケットの中から力つよく泣き声をあげる子犬の声に乗客はクスクスと笑い和んだ。私はそれにホッとすると同時に、子犬のもつ生命力の強さに驚嘆した。

〝あお〟は家に来る前は疥癬にかかり体毛はかなりそがれて、来た当時はピンクの肌が透けて見えていた。もう少し待ってほしい、他の犬にがなどと言われたが、その当時、私

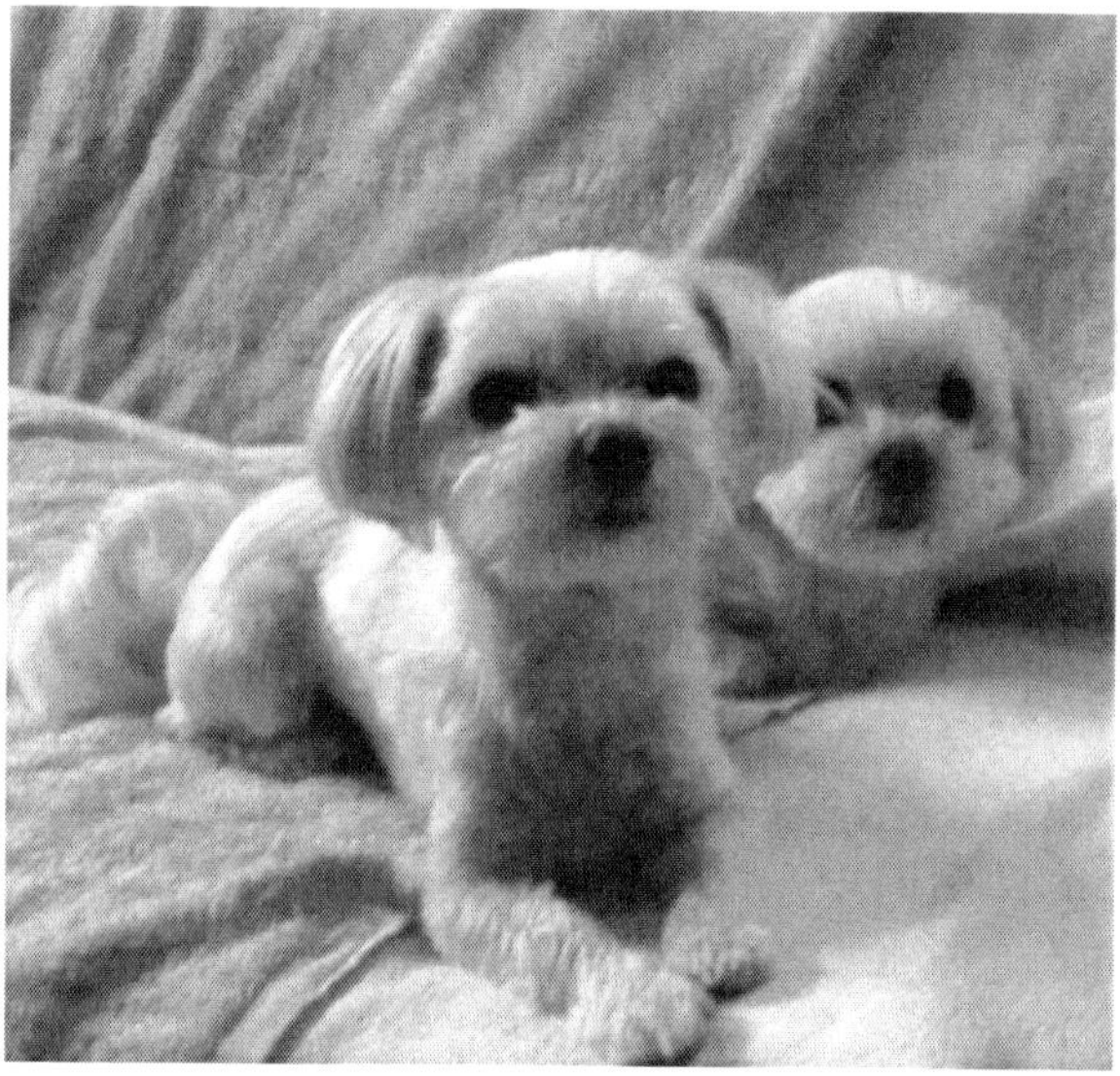

図4 あ　お

と同じようにがんになり逝った姪の父親の誕生日と同じ日に生まれた犬ということで、どうしてもこの犬をと嘱望し決まった犬である。雄であるが器量も抜群で毛並みもきれいでモデルができるような犬である。

当方に来て、町田のM動物病院で診察と予防注射を終えた後の9月末から、やっと散歩の許可がおりた。はじめの頃の散歩では、〝あお〟も恐る恐るの様子であったが、徐々に慣れて朝30分の散歩と夕方10分ほどの散歩が習慣となって7年間ほど続いた。

化学治療を終え退院した後は、ふらふらしながらもこの〝あお〟との一緒の散歩を欠かさず続け、この散歩が健康の回復にとても重要な習慣であったと後になり分かった。〝あお〟と一緒の散歩では、犬と歩いている多くの人たちや、また、ご夫婦のみで散歩される人たちと、知り合いになることもできた。早朝の散歩では、車が少ないので空気は清浄だが、8時頃になるともう排気ガスの臭いでいっぱいとなり、小型犬はもろにこの汚い空気を吸うことになるのでこの時間帯を避け散歩した。

9. 化学治療後の生活

治療を終えて退院すると、その後は外来受診によるフォローになる。私自身はいい先生たちといい看護師に恵まれて治療を続けることができた。患者である私の話を真剣に聞いていただけたと思う。

患者の多くは状態が良くないときに受診するのである。身体がだるくてあまり話したくないときもあろうし、だるい身体を鞭打っての受診である。考えるのも嫌でボーとした状態である。コミュニケーションをとるのも大変な時もあるだろうし、待ち時間が長いのは患者にとっては好ましくないことである。

私はたいしたこともなく無難に経過したが、患者には考えられないようないろんなことが起こることがある。

医療者にとって、患者に親切にするということはどういうことであろうか？　患者に親身になって創造的にものごとを配慮することであろうか？

治療後は、だいたい11日目ごろから血小板の数値は落ち、ひどい時は15日目頃で4～3万まで落ちたことがある（正常値15万―35万／μℓ）。この数になると皮膚に出血斑が出る。11日目頃には半白血球数も下がる。顔色もはれぼったくなり精気がなくなる。20日目ごろから体調は元に戻り治療後のフォローは終了となる。

家での生活は、見舞い犬〝あお〟から朝の散歩のおねだりを受けて快く起床する。鵜《う》野森《のもり》は樹木や川もあって、鳥の鳴き声、川にすむ鯉や鴨の親子、多くの自然に触れ合うことができ心身をリラックスできる。

今も時折、化学治療のことを思い出すことがあるが、治療の後の虚脱感や、焼けただれるような胃や食道、これが回復していく過程の体験は記憶から遠くはなったが拭い去ることはできない。

しかし、この好きになれない治療に耐えたことで、腹腔内のがん細胞は破壊されて今の健康を取り戻すことができたと考えている。

見舞い犬〝あお〟は、この治療を一緒に受けてくれた真の友になった。体重は2・8kgと小型だが、吠える声はばかでかく、肺いっぱいに空気を吸い込み、低い男犬の声だ。胎内時計を持っているのか、お日様が上がれば起床するし、日が沈み夜になると早く眠りにつく。誰に教わるわけでもなく自然にそれを実行して規則正しい日々の生活だ。散歩や食事の時間が分かるようで、私たちに催促する。

私は、数回の手術と数えられないほどの化学治療で、辛く孤独の想いを多く体験したが、〝あお〟との出会いが、病みながらもリズムのある生活を送る原動力になっていた。

現在、がん医療は昔に比してやさしい医療に変化してきた。

化学治療後の患者のフォローについても、当日採血をして、その1時間後に結果が出て診察がなされるようになり、受診が大変スムーズになり、患者にとってはとても楽になった。

今日、化学治療法はさらに進展して、患者にとって優しく効果的な治療法になってきた。入院することなく外来治療で受けられる場合もあるようだし、患者がスイッチオンの状態でその患者に適した抗がん剤が効能のよい時間帯に、暖かい温度で実行されるようになったと聞いている。多くのがん治療患者のためにも、もっともっと進展していってほしい。

エピソード

脱毛　化学治療中に仕事で新宿から山手線に乗り駒込で降りた。改札口に向かい歩いていると、後ろから若い男性に「髪は必ず生えますから頑張ってください」と声をかけられた。脱毛で全かつらをつけていた時で、自身では分からないようにうまくつけていると思っていた。でも、他人には注意して見れば分かるのか、嬉しいような恥ずかしい思いでいっぱいだったが、よくぞ一声かけてくれたと感謝している。また、懇意にしていただいている先輩からは、襟足をみると毛髪がないのが分かるようで、「寒いでしょうから」と帽子をいただいた。このように暖かい御好意をたくさん受けた。

コラム

化学治療後の体調管理は重要である。無理はいけないが、少し大変でも心身のバランスに努めて規則正しい日常生活に戻れるように整えることは大切である。化学治療は回数を重ねるうちにだんだんときつくなる。白血球が下がるなどの副作用も伴うことから感染に気をつける。体の機能が通常に戻るまでは、消化の良いものを摂り、生ものや冷たいものを避けるとよい。体調が良くないときには無理な外出や旅は避けて万全の体調を図るようにする。

10．イレウスを乗り切る

何度も腹部の開腹術を受けると癒着《ゆちゃく》が起き、術後イレウス（腸閉塞《ちょうへいそく》）を併発しやすくなる。私も何度か開腹術を受けたことで、腸は癒着し非常に汚いと、手術で内部を見てくださった先生から聞いている。

３回目の手術後、体調ははじめ悪くはなかったが３日目ごろから軽い嘔吐がみられるようになった。妹が病室に来た時、病院の駐車場で妹の車が運悪く追突され、その相手方からジュースを詫びの印としていただいた。病室は暖かくのどが渇くのでその飲み物がおいしく、ついつい飲み過ぎたことが手術後の胃腸には良くなかったらしい。

イレウス症状はあったものの直ぐに診断は出ず、結局、週末をはさんだ月曜日にやっと腸閉塞の診断で胃チューブが挿入され禁飲食となった。

この間の胃と腸にわたる腹部膨満は、下着のゴムや上掛けものが重く感じられてとても苦痛だった。身体のあらゆる表面から冷や汗が出るような脱水症状で体液のバランスが良くなかったと思われ、身体疲労感が著明だった。

よくぞ穿孔《せんこう》を起こさなかったと、このときも我が生命力の強さを感じた。

１ヵ月ぐらいこの禁飲食はつづき、この間の栄養は経静脈栄養法（ＩＶＨ）であった。

身体に行き渡る栄養は十分であったが頭の中は真っ白の状態であった。

この後の頃からだろうか。食事は口から摂り小腸で吸収され栄養源になり免疫ができることという、経口から食物を摂取し消化する過程の重要性が世間一般にも浸透するようになった。

退院し家に帰ってからも大変だった。小腸の一部がうまく機能しないわけだから、半年ぐらい嘔吐していた。食べたものが下に行かないので、上から出る嘔吐以外に道はないので吐くことはとても快感だった。

この頃から妹が同居してくれたので、妹に連れられて開業PTさんのところに行き背中に電気をかけてもらい、これで腸が少し動いてくれホッとした。

整体師さんのところでも、背中を押していただくとやはり胃腸が反応するところがあって経絡・経穴の存在を実感するようになった。

自由診療でもいいので、病院で整体療法とかリラクゼーション法やマッサージ療法が自由に受けられるようになれば、どんなに苦痛のある患者は楽になって救われるかと、この辛い体験から思った。

私は研究テーマとして痛みの研究をしてきたが、腸の癒着がある場合のこのイレウスの痛みは、通過障害に起因するものだから、胃内容物を吐くと胃と腸は連動してグーと動く。腸は腸そのものに痛覚があるのではなく、動ことで（腸蠕動《ぜんどう》）痛みが起きるらしい。

陣痛、つまり子宮の収縮（復古現象）による痛みと同様だと思い込み、この激しい悶絶するような痛みについて、主治医にこの話をすると笑っておられた。

このようなとき背部をマッサージしてもらうと痛みは軽減して気持ちが良くなるが、マッサージをしてくれる相手が当時いなかったので淋しい思いをした。

夜中であろうと入浴し腹部と背中を温めることで、腸の動きが落ち着き痛みは緩和し、それから就寝すると安眠できた。このときは半年で10キロ減少し職場の皆に心配かけた。

コラム　経静脈栄養法（IVH intravenous hyperalimentation）　中心静脈に挿入したカテーテルを通し、高濃度ブドウ糖をカロリー源として補液剤を入れること。

11．がん患者の気持ち――私、うつかしら？

がん患者の気持ちは、起こり易い再発や転移などを表す検査結果に左右される。腫瘍マーカーが上がれば病人になったように落ち込み、反対に正常値になれば健康になった気分で明るくなる。このようにがん患者は腫瘍マーカーや画像による結果に左右されることは確かである。

検査結果が悪い時は感性の閾値が下がるのであろうか、健康の時と感じ方が異なりネガティブに感じやすいことは確かである。健康なときに良かれと思うことでもマイナスに感じてしまうのである。

病状について医師から聞くと、治ろうとする気持ちがある場合は問題なく素直に聞き入れられるが、病状が厳しい状況や、検査値に異常がみられるときは、気持ちは動揺して萎えてしまう。良い話だと有頂天になるし、その反対であれば耳を塞ぎたくなって生きる勇気さえも失いかける気持ちに陥りやすい。

私自身の場合、これでもかこれでもかと、がんが難題を押し付けてくると、私は一体今までにどんな悪いことをしたのだろうかという思いをしばしば体験した。それでも生きていけというのか、腹の中ではデビル細胞が「私の勝ちよ」と旗揚げしているように感じたこともあった。

疲れる、耳がガンガンする、健康者がまぶしく映る、なぜ治らないのか、と自問自答を繰り返したこともあった。

こんな時は、医師の説明は夢のようで言葉だけが虚ろに残った時もあった。まだ病気を受け入れてない証拠だろうか、病は半年もの間にこんなに進行したのだろうか、今、聞いていることは間違いではないだろうか、外見はこんなに健康なのに腹腔内は病なのか……などと病状が素直に理解できないときもあり、看護師という医療者であっても病人となると感情が先行し、このように気持ちの変化には激しいものがあった。

今日、医師は病状については真実を知らせるので、現実をしっかり受け止めなければならないが、その説明を受ける患者にしてみれば、良くない方向に向かっているときにはドキドキしながら、間違いだといいなーと思う余計な心理が働く。

また、健康になった時の受診時にあっても、呼ばれるまでの時間が長くなったりすると、「何か、悪いことが起っているのかしら」と心臓は高鳴りドキドキする。

気が小さいのか診療の待ち時間も怖い時がある。

このようなブルーな気持ちの時もあって、また、結果がよければ自然に機嫌がよくなるなど、自分が気付かないような感情にはまってしまう時もあった。

エピソード　私がうつではないかしらと気付いたのは、がん患者はうつ傾向になるという論文を読んだことで、もしや自身はと思い振り返ってみた。そうすると自己の世界に閉じこもっている自分に気付いた。なかなか自ら気付くことは困難なことから、周囲の者が早く気付いてあげることが大切だと思う。

米国でベストセラーとなったアンドルー・ワイル著『癒す心　治す力』の中で、「医療ペシミズム(悲観主義)を消し去る最良の方法の一つは、かつて自分と同じ病気に悩み、いまは治って元気でいる人を探し出すことである」という一文が参考になると思われるので実行されると良いと思う。

コラム　**医療者とのコミュニケーションの持ち方**　がん患者は、治療中に医療者と接する時どのようにコミュニケーションをとるかが課題となる。医師をはじめ看護師、臨床検査技師など、医療チームは多くの職種の専門職から構成されている。その中で最も多く接するのは受持医師ではないだろうか。まずは、医師を信頼し、どんなことでも遠慮しないで話して、理解してもらうようにしたい。医師も外来では多くの患者を持ち、時間が決められた一定の時間内に患者が割り当てられている。患者は、もう少し話を聞いてもらいたいと思う分、メモし要領よく話すよう協力しよう。

12．私自身への激励——当時のメモより

明日から私はしっかりと生きることを誓う。もう、くよくよなんかしない。病むことは、私の弱い内面を強くするように教えてくれた。病にならなければ、病むとか、健康とか、人に看取られるとか、こんな非日常的な体験をすることもなかったであろう。しかも、人生における重要なステージを50歳後半で病んで生きなければならないなんて。病は言うまでもなく生命への脅威で、その中でもがんは最たるものである。発病してから数年経った今も、付き合えば付き合うほどそう思うようになった。

しかし、この病を体験することで、より深い、今まで見えなかったことの多くが見えるようになり、かけがえのない対話ができる自己へのきっかけを作ってくれた。人は病むとき、困難に遭遇した時、真の自己とはじめて対面し、その本質を知ることができるのではないだろうか。

患者になり手術や点滴静脈注射を受けることで、身体は自由が利かず肉体的にも精神的にも社会的にも拘束される。誰かの支援なしでは何もできない。しかし、くよくよしても始まらない。明日に向けて頑張ろう。

エピソード **がん患者の心の動き**　故柳原和子著『がん再発日記』を読ませていただいた。彼女は書くことを仕事にされた方なので、がんの再発と闘病する日々の必死の生きざまと心の動揺についてシビアーに、かつ詳細に表現されている。がん医療についても真剣に考えていることが伺われる。

がんは人を窮地にも追い込むが、また、そのことによる何かによって救われもしている。この心の動揺を〝さまよえる魂〟と表現されている。

がん患者の全ての人があれほど壮絶な生き方をするとは思わないが、左右に揺れうごく戦友の気持ちは涙を誘わずにはおられない。うまく表現されているなーと感動した。

第2章　5年経って

1．苦しかった5年間

がんとの苦しかった闘病生活はとくに最初の5年間が大変だった。その後もいろいろ苦しいことがあったが何とか生きながらえている。

この間は看護職として責任のあるライフラストステージにある仕事をして頑張っていたし、親の老後の面倒や妹弟の家庭問題などの相談ごともあった。長女であることから何とかすべてを良い方向にしたいと頑張り治療を受けながら奮闘した。悪いことが重なるのも、それも人生だろうと思いながら。

すでに忘れたことも多いが実にいろんなことが起きた。闘病中は、病む私と看護する私の2人が存在していた。患者の私に、看護師の私が一生懸命ケアした。こんなことをすれば笑われるのではないかと思い良い患者になるよう努めようとしたこともあった。

やがては、がんは良くならなくとも仕方ないと思うあきらめの境地にもなった。はじめ、早期発見・早期手術で成功したと思っていたが、術後の腫瘍マーカーはなかなか下がらず、ＣＴで小腸にがんが播種しているのが分かったときのショックは大きかった。

今思えば、〝それががん〟なのだと冷静に受け止められるのだが。そのとき、自分のがんのステージをたまたまチャートで目にしたのだが、以前よりステージが進行していたことから、放射線部でＣＴ撮影のために撮影台に横になったときは涙がとめどもなく流れ落ち、放射線技師がやさしい言葉をかけてくだされればくださるほど涙は出てきて止まらなかった。

その後も小腸に再発が見つかったが、このときのＣＴ撮影日の明け方、夢枕に母親の後ろ姿を見た。そのとき母親が迎えに来たのか、もうだめかと思ったが、後日、この夢については、ＣＴをとることで病気の状態が分かり次の対処ができることで母は安心して消えたと前向きに解釈できるようになり、母が守ってくれていることを力強く思った。

「腫瘍マーカーが下がりますように」と、夕方西の空に出ている三日月に祈ってもみたが、願いはそうやすやすと聞いてはもらえなかった。

もう諦めかけて渾身尽きたとき、それは発病から丸5年過ぎたちょうど還暦を迎える頃であった。主治医から、「5年経ったじゃないの、よく頑張ったわね、あなたは看護の仕事を生きがいにして闘病してきたのね」という激励の言葉をかけていただき、それからはがんという憑き物が落ちたように、私の気持ちは、青空のように明るくすっきりして落ち着いていった。

コラム　**播種《はしゅ》**　卵巣には筋肉がないので、卵巣に存在する成長したがん細胞は他の部分に飛び出し、そこで新たにがん細胞が育っていくことをいい、卵巣がんの特徴の一つである。

エピソード　**心のケア**　がん患者に心のケアは必須である。がんといわれたときの心情は緊張とがっかりの焦燥感に尽きる。私もがんになった当時、心は奪われがん一色だった。

がんから逃げることはできないが、心まで縛《しば》られることはないと今になって思う。そうすることで自律神経のバランスがとれて副交感神経を少しでも優位にすることができる。

また、がんを自分から進んで受け入れることで心も落ち着く。しかし、こうなるには時間を要し、その間はいろんな思いで心平静では居られない。とはいえ、その時間も必要なものである。

私も一心に気持ちを落ち着かせようとしたがなかなかできなかった。一つには腹をくくることであろうが、周囲の人からのやさしい言葉や時間がこれらの受け入れを進めてくれる。

今は2人に1人ががんになり、3人に1人ががんで亡くなる時代であり、もっともっとがん患者への理解とがんという病をめぐる理解を広めていく必要があろう。

コラム **気分転換に必要な笑いと涙活** 笑いやユーモアの中にいるといつの間にか気分転換ができる。また、涙を流すことでも心は洗われ、いつの間にか気分転換ができる。

長い間療養していると気づかないままに暗い気持ちになっていることも多いので、笑いの輪に努めて居るようにしよう。

2. リラクゼーション部署

イレウスを併発した時のことを思い出してみよう。イレウスを併発するとX線写真上にニーボという空胞が映る。以前から、整体療法やマッサージで腸が動くのを少なからず体験していた。イレウスになった時、そのニーボがなかなか消えないのに苛立ち、思い立って外出許可をいただき、かかりつけの整体に行きマッサージを受けた。

次の日は日曜日だったのでX線撮影はなかったが、早朝からびっくりするほどの多量のガスが出て気分が爽快になった。

月曜日にX線写真の撮影があったときは直ぐにはニーボは消えていなかったが、数日後に消失した。

果たして、マッサージの結果と断言こそはできないが、多少とも効果はあったと思っている。このようにリラクゼーションは心身を軽く楽にしてくれる。

東洋医学の伝統的な経絡やつぼを刺激する整体療法やマッサージなどのリラクゼーションは、自然治癒力を増し身体を活性化する効果があると信じている。

ゆっくりした環境でリラックスできることは癒しにつながる。代替療法の項でもふれたが、病院内にリラクゼーション部署があると患者の自然治癒力をよりアップすることができるのではないか。

　本来、病院は病になった者が治療に来て治すところで、それには本人の持つ力をより活用できるような、その人が癒されるような環境が患者にとっては望ましいといえよう。

　今日多くの病院は、高度医療に対応できるようになっており、病院の多くで充実したレストランやライフラインが整いホテルのように快適になってきているが、患者にとってより環境の良い癒しの場を整えるサービスも大切なことではないだろうか。きれいな空気がただよう環境から来る癒しの場で、体の癒しとなるフットケアやハンドケア、整体、マッサージなどが自由に受けられ、自身で腹式呼吸ができるようなそんな癒される場があることが必要ではないかと考える。瞑想が自由にできるそんな空間である。

　システムなどはその施設ごとに創造的にいろいろ工夫できるので、是非設置してほしい。

エピソード　リラクゼーション部は病院によっては既に設置されている施設もあるようだ。川嶋みどり先生の〝なでしこ茶論〟では、震災を受けられた方々への心のケアとしてこのリラクゼーションが実施されている。

3．再発の恐れと不安

がんにならなければこんな非日常的な体験などすることもなかったであろう。しかも、人生における重要な50歳の半ばの年齢で病んで生きなければならないのであるから、このショックは大きい。仕事への責任もあるし、自身のこれからの生き方など、一度に問題が襲いかかってきたわけでこれは大きなストレスになった。

がんの完全治癒はあるのだろうか？　また、卵巣がんが治ったとはっきり宣言されることはあるのだろうか？　完解とか終息宣言とかの用語は聞いたことがある。しかし、良くなったとしても卵巣がんの場合、今後の様子をみるとしか明確にすることはできないのかもしれない。

昔、師長から「卵巣がんは治ったと明確にされないから……」と伺ったことを思い出した。検査成績が良いからとか、腫瘍マーカーの上昇がないからとか、画像で腫瘍らしきものが見えないからとか、本人の症状がないから、などのことから、今、がんの心配はないという状態を確認するのみだと思われる。

そのために、これから先は再発するかもしれないし、がんは再発しないかもしれない、この二つの予測の一つが当たるかもしれないし、当たらないかもしれない、なにかこのような不確かな状態だと思われる。したがって、何の保証もないので、予測が立ちにくい。今日を信じるだけで明日は不確かな状態とも言える。

このようなことから、何か起こるかもしれないというマイナーな不安や恐怖の感情が付きまとっても当たり前のことであろう。

心配性の自分にはやむを得ないことで、どちらに転んでもいいように、今からしっかりと生きることとしかないという結論に達した。この繰り返しの中で、もうくよくよなんかしまいと何度思ったことか。

病むことは、弱い内面を少し強くしてくれたように思う。がんにならなければ、健康とか病むとかのこんな非日常的な体験などすることもなかったし、こんなに深くも考えなかったであろう。しかも、人生における最も重要な時に、病んで生きなければならなくなったのであるから。

がんは言うまでもなく生命への脅威で、その中でも一段と最たるものであろう。発病してから10年以上経った今も、がんに付き合えば付き合うほどそう思うようになり、健康への自信は持てなくなった。何かしようとすると気持ちは揺らぎ、強くしようとしても弱さが出るのが人間である。

しかし、考えてみると、これらを体験したことで、より深い、今まで見えなかったことの多くが見えるようになり、かけがえのない対話ができる自己へのきっかけを作ることができた。人は病むとき、困難に遭遇した時、真の自己とはじめて対面し、その本質を知ることができるのではないだろうか。

患者になり手術や点滴を受けることで、この間、肉体的にも精神的にも社会的にも病に拘束され、誰かの支援を欲しているのではないだろうか。今まで自立して生活していた者には、他人に依頼するなど、従来はめったにできなかったことで苦痛に他ならないだろう。

病が早く癒えるように無心に神仏に祈るが、病はそう簡単には治らない。これらを体験することで、はじめて人間の弱さと強さを実感できる。

化学治療を終えた後、体力の消耗をひしひしと感じながら、力を振り絞って入浴し、今までの垢を落とし、温湯で身体を温め血液・リンパの循環を良くし、こうすることで、さっぱりとした気持ちになり、気分は落ち着き、不安や恐怖はどこかに隠れて、新たにまた生きようという決意が体の奥から湧きあがってくる。このように、心は時によってはポジティブ思考であったりネガティブ思考であったりと万華鏡のよう変化しながら、再生する。

エピソード アンドルー・ワイルの「医療ペシミズム」の項を読んだことで(31頁)私の心は少し変化した。私の頭も、読むまでは癒えることよりがんの進行が思考を支配していた。そうすると、今の状態はこうだから、やがてはこう進行するのではという推測が脳裏を支配するようになってしまう。もっともっと、治る術をイメージした方が良かったと今になり思うようになった。知恵を授けてくれる良い本を読むことは心を解放し、目からウロコを落としてくれる。

4．健康とは

私のようにがんの発症から今に至る長い経過を辿ると、いつががん患者で、いつが健康者かと疑問に思う時があった。

健康者の身体の中でもがん細胞は絶えず再生・死滅している。がんはある程度の大きさ(2㎝ぐらい)の塊にならないとCT上に明確に見えないと聞いたことがある。

医師から、がんと診断されれば、健康状態とはいえず納得できるが、フォロー中で身体状態や検査値などの異常がなくて自分では健康と思える時は、身体はどこも悪くないのに細胞だけが病気なのだと思ったりして、このときは健康者といっても良いのではないかと思った。

このような迷いを心に感じていたので健康について改めて考えてみたい。

生活するうえで健康であるということは重要な要素の一つである。がんになっていなければもっと仕事が量的にも質的にも良くできただろうし、がんになったことで制限することも多くあったように思う。

健康に過ごせることは誰にとっても価値あることで、好んで病気になる人は誰もいまい。誰しも日ごろから病気を予防しより健康に、風邪でも引けば1日でも早く回復するように努めるだろう。これらは誰しも感ずることであり、国はヘルスプロモーション政策として打ち出しており、そうあるようにするのが国民の責任でもある。

世界保健機関（WHO）の健康の定義は、「健康とは、身体的・精神的ならびに社会的に完全に良好な状態であって、単に疾病や虚弱でないというだけではない。到達しうる健康の最高の水準を享受することは、人権、宗教、政治的信条、経済的あるいは社会的条件にかかわりなく、人間の基本的権利の一つである」と。WHO憲章の前文で1948年に示されている。近年になり「身体的、精神的、霊的、社会的に申し分ない安寧なダイナミックな状態であり……」と霊的という表現が加わりかけたが、現在審議中で結論は出ていない。

ウェルネスという言葉がしばしば聞かれるが、これは心身の状態が良好で、たとえ病気や異常性をもっていても与えられた条件の中で、自己の可能性を最大限に発揮できる状態をいう。

そうであるならば長い慢性の経過を辿るがん患者はいかがなものであろうか。それは患者ががんと共にいかに生を全うするか、生き方そのもので、がんと診断されたその日から、その人らしくいかに生き抜くかを重視することで〝がんサバイバーシップ〟(F・シュラン 1985)といい、がんを治療し寛解してもそうでなくとも、まさにがんサバイバーシップである。

また、その後に転移が起こり治療でそれが治りその後の経過も良ければ、がんではない。がんになった者の半分の者が治っている。がんを発症した者もがんに伴う症状や検査で異常がなければ、その時はがん患者ではないと考えていいのではないか。

健康は、健康や不健康というその者の健康状態を一生の間表すことで健康連続体という。一生涯を通して健康な時もあれば病の時もあり、健康にはレベルがありそれは誕生

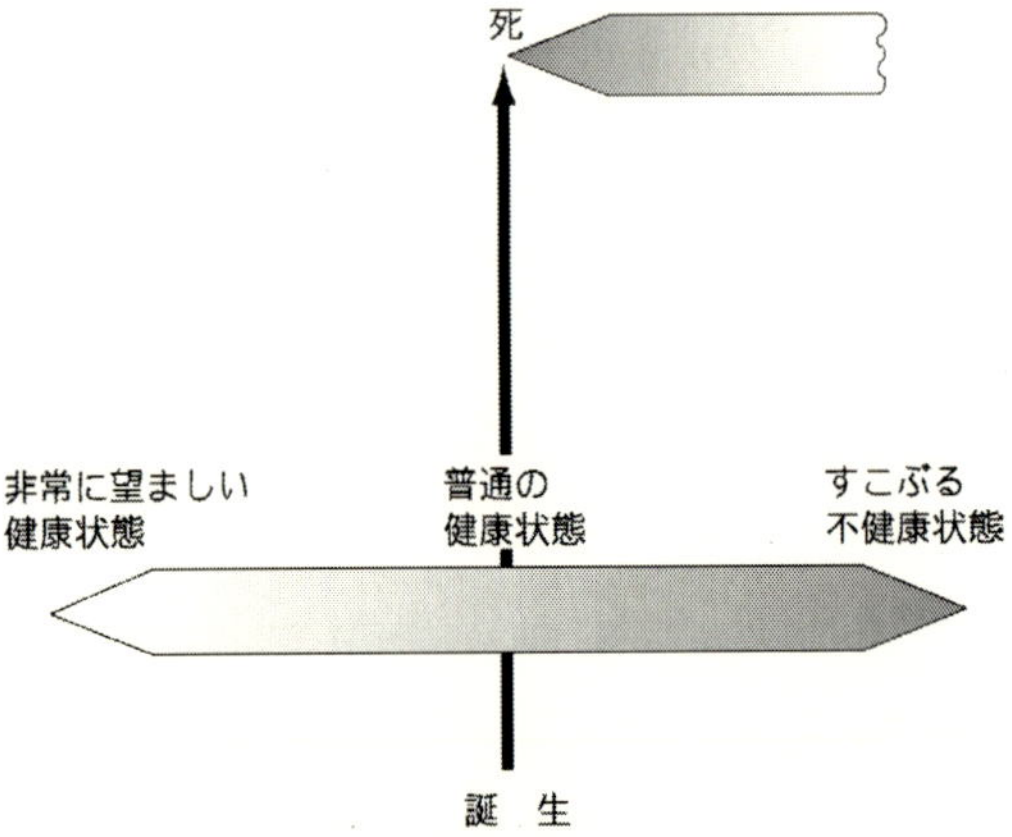

図５　健康のレベル

から死に至る一生の連続を指す（**図５**）。

個人の健康を考えるとき、過去の健康レベルを振り返りながら将来に向けて自己の健康をいかに維持するかを考えてみることが重要ではないだろうか。

健康状態を維持する健康習慣についてはBellocの７原則がある。①適切な睡眠をとる（質と量）、②毎日朝食を摂る、③不必要な間食をしない、④適正な体重の維持、⑤規則正しい運動、⑥喫煙をしない、⑦過度の飲食をしない、⑧バランスのとれた栄養、⑨塩分摂取の制限、⑩歯の衛生、⑪薬物を乱用しないなどである。①～⑦の健康習慣は特に健康度に強く関係しており、より多くの健康習慣を持つ者ほど死亡率は減少するという。

歯の衛生である口腔を清潔にするオーラルケアが、最近は心臓病や脳疾患、がんの化学治療後にも重要といわれるようになり、習慣化したいものである。

がんを患って、慢性疾患における健康とはどう表現したらいいのかと常々疑問に思っていたことから少し整理のつもりで考えてみた。

5．生活の質（ＱＯＬ　Quality of Life）

私はがんになったが、不思議なことに風邪で寝込むようなことは滅多にない。少しの腹痛や風邪気味になると休むというよりは、むしろひどくならないように早めに手当をしているのかもしれない。

イレウスの時のあの痛みはどうしようもなかった。痛みは間歇的に襲ってきて、その間は、もうどうなってもかまわないというような心境になり、なりふり構わない状況だった。痛みで何をする気力も起きないし、考えることもできず、じっと痛みを耐えるだけだった。また、化学治療による骨髄抑制で起こる疲労感や脱力感では、何もしたくなかった。

少しそこから抜け出たと思うのは、元気で行動できた日々が羨ましく損した気持ちになったときだ。

やはり臥床より＜座位、座位より＜立位で私たちの生活行動レベルは高まり、ＱＯＬもアップする。

ＱＯＬとはQuality of lifeのことで、生活の質や生命の質をいい、例えば、痛みのある人が鎮痛薬を飲むことで痛みが軽減して、動かなかった患部は痛みがとれてそこが動かせるようになって、身体に負担をかけなくてよくなったということである。

そうなると動くことで食欲が出て食事もおいしくなり、元気も出てきて元の日常生活に近い状態になることでＱＯＬが上がったということになる。

臥床していた者が手足のリハビリを重ねることで、今まで寝ていたのが座位をとれるようになると、血液やリンパの循環も変わり良くなって、気分が高揚しＱＯＬは上がる。

先日、頚椎の6、7番が圧迫されているということで右腕に激痛が突然起こった。様子を見ていたが痛みは首から右肩へと広がり、頚部の牽引をしても良くならず、整体で少し痛みがとれた。このとき自身のＱＯＬは下がり、気力まで低下して日常生活に支障を来たした。

イレウスの時も半年ほど嘔吐が続いた。この間は食事が完全に摂れなかったし、遠方への外出を控えていたし、常時ビニール袋を持って歩き、これでは普段の日常生活とはいえない。これらの症状が治まって初めて元の生活行動に戻れるのだ。

末期のがんになると痛みの症状が出て行動面が規制されることもあるが、そのような場合はＷＨＯの疼痛指針に基づき薬を使用して痛みが完全に緩和されるようにしてＱＯＬを上げることができる。

最近、健康寿命ということが言われるようになったが、これは日常的に介護を必要としない自立した生活ができる期間のことをいい、平均寿命から介護期間を減じた年数のことをいう。

２０１２年、日本人男性は70・42歳、女性73・62歳である。がんになったが、日ごろから健康の維持と増進に向けた体力をつくり、自身に合った質の高い日常生活行動がとれるようにしていきたいものである。

6．統合医療と代替療法

統合医療は、西洋医学で生じる副作用を漢方薬によって軽減する、あるいは西洋医学のみの治療では効果があがりにくい病気などに東洋医学を取り入れるなどして相乗的な効果を上げようというものである。また、代替療法は健康ならびにより良い生き方に向けてホリスティックに行う対症療法的なものといえる。

私は、加齢や手術による下腹部のリンパ郭清術や、化学治療で多量の補液が身体内に入ったことなどから、身体が冷える低体温になり冷え症のようになった。また、イレウスになった時は腸がなかなか動かず半年間、通過障害を起こした。このようなことから、私なりに考えて、統合医療と代替療法をはじめることにした。

統合医療に該当するものとしては「漢方薬」がある。漢方薬治療は医師の指示のもとに行う。イレウスになった後、何とか自分なりに腸の動きを良くしたいと考え中医学の漢方医を受診して以来、漢方薬の飲用が現在までも続いている。身体を温める人参や肉桂、免疫力を高める麗芝や冬虫夏草などである。

７００㎖の水と処方された薬草を30分煎じその液を取り、その後３００㎖の水を追加して30分煎じ、前に煎じた温湯と後の煎じ液を一緒に混和させて(出来上がり３００～４００㎖)それを３日間で飲み切るように、沖薬として伝七人参をこの煎じ薬に加えて飲用する。

「整体療法」に月１～2回ぐらいの割で通っている。腸に癒着があることから、かれこれ10年以上同じ先生に依頼しているが、中国上海の出身でとても上手で、話を良く聞いていただき、医食同源に則った食事の作り方などいろんなアドバイスを受けている。

腰背部の経穴《つぼ》を押されると腸は反応してキューと音を出して動く。イレウスを起こした癒着の腸なので夏でも腹部が冷えないように腹巻をして保温に気をつけている。

食事面でも食べすぎないように胃腸が充満すれば1食抜くとか、消化の良いものを摂るようにしている。整体療法は約1時間かかるが身体は軽くなり、血液・リンパ液の循環が良くなるのを実感し楽に呼吸できるようになる。

自分自身では入浴時に下肢は両手で、腕は反対の手で末梢から中枢に向けて軽く圧迫している。

「ゲルマニューム浴」では、まず体温を上げようと思い立ち2年間ほど代々木上原まで通った。

還流するゲルマニューム浴槽に四肢を15分ほど浸す。そうすると汗が出て体温が上昇するので帰り道は気分が爽快になった。これを行う前に、身体に軽くシャワーを浴び清潔になった後にゲルマニューム浴槽に四肢を浸す。都会に勤務する事務職の女性達も冷房によって冷え症になり易いとのことから、このゲルマニューム浴に通う人も少なくないとのことである。

「腹式深呼吸法」は自分一人で意識した時に行っている。緊張しないよう、緩めすぎないように、自律神経のバランスをとるように、そして、なるべく副交感神経を優位にするように、運動後や精神的動揺があった時など腹式深呼吸を意識的に行う。腹式深呼吸では酸素をしっかり取りこみ、吐く息(呼気)を吸う息(吸気)よりも長くする呼吸法を行う。

また、CSCのヨガの先生から指導されていることでは、外出から帰宅した時、まず荷物を置き上向きに寝て、手足を思い切り伸ばし、頭の先から手の先、足の先にたまっているものを、声を出して長く吐納し、新鮮な空気を吸うようにしている。これは、疲れがとれ気持ちが楽になる。

次に「気功」である。はじめは運動として水泳をしていたが、今は、気功を中医学の医師よりグループ指導で教わっている。身体を柔軟にすることと呼吸(静功法)の両方で、習い始めてから4年目になる。形は先輩方についていけるようになったが、理論を踏まえた実践に至るのはまだまだで、深層まで到達するにはもっともっと練習が必要であろう。それだけに奥が深いようである。

気功は統合医療に該当するが、全体論的治療において伝統的で健康と長寿のための運動として、気(内的エネルギー)を身体内に流入し動かすことで内臓器官を働かせる(調身・調息・調心)。

日々努めればよいのだが、私は体を動かす運動が苦手で皆と一緒でないとできない。3年間続けたことで肩こりは消失したので確かに効果があると思う。心と体の調和を生むこれらの代替療法には、他者の力を借りる方法と自身でできる方法がある。

がん患者は、何といっても心身をリラックスさせて身体を解き放すことが養生につながり、がんの体調や健康に向けよりよい影響を与えるものと体験から確信している。これら以外にも次のような代替療法がある。

「太極拳」 古来より時を重ねた運動と形の体系で、平衡機能や力、調整、柔軟性を高めて気(内的エネルギー)の流れを動かし、健康と長寿に良いとされている。

「温熱・寒冷療法」 温熱や寒冷刺激により血流を活発化し、あるいは抑制して鎮静を図るなどの目的で利用する。上皮への温熱刺激(温湿布)で血管は拡張し浸潤物や発痛物質が除去されて鎮痛される。また、炎症症状を緩和し熱を発散する目的で寒冷刺激(冷湿布や氷枕)が用いられる。化膿して痛みがあるような場合、鎮静を図る場合は寒冷刺激を、化膿を進める場合は温熱刺激を与えるとよい。

「瞑想法」　身体をリラックスさせて心を落ち着かせる。歴史的には宗教との関連があるが、静かな場所で行う静座瞑想や歩行瞑想などがある。意識を集中させて、ある一つの物に対象を向け続ける。心と体を解放させるマインドフルネス瞑想法もある。

「アロマセラピー」　植物から抽出した芳香性のある物質を治療として用いる。嗅覚と皮膚から吸収されて、心や感情を落ち着かせる。

「グループ療法」　患者グループを通して健康状態を図る。互いの情報を提供し、患者に希望を与えるなど社会化や模倣行動の基となる。

コラム

補完代替療法　がんの三大治療に加え第4、第5の療法としてこれらを補うことや、代わりに行う健康食品やサプリメントなどの民間療法をいう。しかし、これらのエビデンス（根拠）については今後の研究が待たれる。

コラム

気功　中国の病院には診療科の一つとして気功科があり、気功師によって行為がなされる。そういう意味から考えると代替療法よりも統合医療に該当する。

7. 不安が的中

フォローが年1回となっていても、頭の中には私のがんは完治したのだろうかという疑いの気持ちがあり、いつも心に引っかかっていた。この理由は5年間の闘病で何回か再発したことと、卵巣がんには播種が多いといわれているからである。

しかし、私のがんは手術時の組織病理の結果からは、師長より発育の遅い種類と聞いていることから、がんができたとしても早く見つけ治療すれば何とかなるという気持ちもあって少なからず安心していた。

また、弱い自分というのか、物事をはっきりさせないぐずぐずした性格もあって、確実に治してやろうという強い意思を持てない自分でもあって、何となくまた再発するのではないかという思いが無きにしもあらずであった。

反面、1年に1回の外来受診になってから腫瘍マーカーは落ち着いており、がんのことをすっかり忘れ健康人になって楽しく日々を過ごしていた。この気持ちは、健康者には理解できないほどの解放感を伴う最高の幸せであった。

また、この間ではがんによる治療と入院がないことから、生命保険に加入したいと挑戦に出て、結果はクリアーできてめでたく入院保険〈まもりたい〉に、掛け金は非常に高いが入ることができた。

しかし、残念ながらこの翌年、心に引っかかっていた不安が的中してしまったのである。ある朝、鏡をみると顔色が冴えず皮膚も水っぽく薄く感じて精気のない、がんを患っているような状態と感じた。それで急いで受診することにした。結果は、腰背部に超音波で影を認め、急遽入院し化学治療をすることになった。

最初の治療から13年以上も経過していたので、化学治療法も少し変ったＴＣ治療を6回行い、がんは小さくなったものの腎臓に近い位置にある腹部傍大動脈リンパ節への転移が判明した。

これは何とかして取りきらないといけないのだが、手術ができないとなると続けて化学治療をするしか術はないとのことであった。化学治療は卵巣がんに効果は高いが、できたら手術で取る方法を私は望んでおり、元気だしまだ死ぬのは先と思っているので、なんとかこれを取る良い方法はないものかと焦り悩んだ。

何とかしたいのに取る治療法は見つからない、このようなことほど、がん患者にとって落胆することはない。このときはがん難民を体験し、心はふつふつとし、しばらくの間は不眠が続いた。

8. 放射線治療

すっきりしない気持ちが続いていた平成22年初夏、受持医から放射線療法を勧められた。私の場合、転移が起きている傍大動脈リンパ節部分を手術では除去できないことから、何とかしてほしいという願いを受持医が聞き入れてくれたのだ。

それで放射線治療が実現することになった。ただ卵巣がん患者には放射線治療は一般的にはなされない。リンパ節への転移など腫瘍の範囲が限局されている場合にのみ化学治療と併用される場合があるようで、私自身がその例といえる。

何度も何度も入院治療をしていることから、昔の紙カルテも相当量あって、私もまた何かと医療者に知られることには躊躇があって、あまり知られないでこっそりできそうな外来治療を受けることに決めた。

月曜日から金曜日までの5日間で土、日曜日は休みで約6週間通院した。治療は、照射によって患部は直ぐに効果が表れ縮小するのかと思っていたが、じわじわと効果を発揮するとのことで、人によっては2年ぐらいで効果が出る者もいると医師より説明があった。

現在、腫瘍マーカーは落ち着き後遺症もないので私の場合は効果があった思い、未だ様子観察中である。

9. 飼い犬たちに教えられる

〝あお〟が7歳になった10月、勤務先大学の友達のところに生まれたマルチーズの子犬を、〝あお〟のお嫁さんとしてもらい受けたが、結局は、兄妹として仲良く暮らすことになった。当時、犬は〝あお〟一匹だったので、〝あお〟はわがままいっぱいに自由に過ごしており、この新しく来た犬を受け入れられず、1ヵ月ほど一緒に過ごした時点で〝あお〟の心拍数は下がってしまった。かかりつけの動物病院から大学病院を紹介され、そこで心臓カテーテル検査をして僧帽弁閉鎖不全症と診断され薬を飲むようになった。

その後は、〝ショコラ〟と名づけられた犬と〝あお〟は元気に留守番をして助け合って暮らした。〝あお〟が10歳になった秋、排泄がうまくいかなくなって排便をするにも何回も気張るようになり、最後には痛みでキューンと腰をかがめて苦しい表情をするようになった。こちらも見ていてあまりにもせつなくかわいそうになって、動物病院に連れていくと院長先生から会陰ヘルニアとの説明があり手術となった。私たちもこの手術をすれば〝あお〟は5年は生き伸びられるだろうと思いその手術に期待した。私は仕事があったので妹に頼み、妹も犬が麻酔から覚める様子を初めて見たとかいいながら、付き添ってくれた。〝あお〟は無事に手術を終えて術後も順調に経過した。

その後、〝あお〟は徐々に老いていくにしたがい、成熟していく〝ショコラ〟の若さには勝てず少なからずいじめられるようにもなった。15歳になるとほとんど物を噛む歯もなくなり耳も聞こえにくくなり、手足の肉球も小さくなった。しかし、好きなものは何でも首を上下に振りながら一心に食べ、その姿を見て私はひたすら生きようとする犬の自然の一所懸命さに感動し、その生きる姿勢を見習わなくてはと思うようになった。もう16歳に近いのだが、以前にも増して睡眠時間は長くなり、少しの気候の変化にも調子が狂い、病院に行っては検査と注射をしてもらいそれで何とか生きながらえるようになった。

後からきた〝ショコラ〟は〝あお〟よりさらに小型犬だが、努力家で女の子らしく甘えん棒で主張が上手である。〝ショコラ〟も〝あお〟と同様に心臓が悪く、〝あお〟よりも悪いといわれて、心臓の薬を2剤飲み、それでも元気にひたむきに動く。二匹を比較するとどことなくパワーが違い歳の差を感じる。寿命とは、その者その者に与えられた限られた命で、その祖先からもらい受けた持って生まれた命は、それを十二分に出し切る、そんな自然なものなのであろうか。

福祉や医療の場では、補助犬や盲導犬、最近では介助犬が人のために働いてくれ頭が下がる思いがする。うちの犬はペット犬であるが、私がイレウスになった時、それは蠕動痛による激痛で静かにうずくまっているしかなかったのだが、そんなときペット犬は私の表情を読みとって静かに見守ってくれていた。外出先から帰宅した時などは、車の音を聞き分け、玄関に入るとちぎれんばかりに尻尾を振って喜んで迎えてくれ、大人ばかりの家族のコミュニケーションの核になってくれた。

散歩においても犬が仲介となり知らない方ともコミュニケーションが自然にできるようになった。私と二匹の犬は近い距離で、自然と性格まで私に似てきたようだ。知人の16年飼った犬が病気になり約半年の看病の後亡くなった。1週間、1ヵ月、3ヵ月と経った今も淋しいそうだ。ペットのお寺で葬式を済ませペット霊園に遺骨を納めたようで、一緒にいるものが居なくなった時には、その心が癒されるまでにはそれ相当の時間が必要だったと話された。犬は言葉こそ出さないが、心情を察しかばってくれるように思われる。ペットが居てくれることで心の痛みや孤独感も軽減してもらえる。お互い有限の生命と思いながら頑張っていきたい。

病になり当時一人身だった私は犬と生活し、年齢を重ねていく中で命が有限であることを自覚し、何よりも人の気持ちが分かるようになった。病との付き合い方にも落ち着きが得られ、闘病について哲学的に目覚めることもできた。ハイデガーの言葉に「人は誕生とともに死に向かって歩む」存在とあるが、誰一人死を願う者は居ないと思われる。この自然の成り行きを人は受け入れるしかないが、死はいずれ私にも訪れる。還暦を過ぎ古希を迎えた今、良くぞここまで生きてこられたと思いつつ、さらにもう少し生きて人生を楽しもうという欲望が新たに湧きおこってきた。

10. 追想

それはだいぶ昔の管理婦長当時の思い出である。看護職者は個人の知り得た情報は、看護職を退いてからも他言してはいけないと法律で定められている。この追想はその範疇内でないものと考え思い出として記す。

当時から気にかかっていたことである。その当時、夜に布団に入ってから直ぐに寝付けない晩があると、そうした翌朝に出勤してみて、私がかかわった方が亡くなっていた。しかし、誰が亡くなるという個人を特定するまではいたらなかったが、自分は霊的感性が高いのかと思ってみたものの未解決のままで今に至っている。

その昔、生物学の著明の教授から、「ある晩、戦地に行っている友人がほの暗い電燈の中に立った。その後の連絡でその日にその友人が亡くなったことを知り、科学で解明しきれないことがある」と聞いたこの逸話は、何十年経った今も鮮明に記憶に残っている。

話を戻すがその当時、若くしてがんで亡くなられる方もおられ、「婦長さん、死にたくない」といって手を握っていた婦人を思い出す。大学生の子どもさんが居たかと思うが、このとき、私は若かったので話を聞くのが精いっぱいで、一所懸命に看護をしたけれども、どう対応したかまでは覚えていない。

当時、私は30歳を少し出たばかりで人生経験など乏しく、終末期の看護をいかに看護者として看取ればよいかという関心を強く持っていたが、自信を持って実践するまでには至っていなかった。

生物学上の迫りくる肉体の死と、社会上の人の死を、人道的に看取りたいと、シスターで看護師の故寺本松野氏の講演や著書『看護の中の死』に感銘を受けながら、私は背伸びして実践していた。

人の死の悲しみは容易に癒えないものの、残された者が生きていくためには時が少しずつ癒してくれる。

物心ついてからの自身の死の悲しみは、祖母の死で38歳の時に体験した。何かしら無性に悲しくて、美しく咲く桜の花を見ては自然に涙が出たことを思い出す。

祖母は日ごろから丈夫で元気であったが、正月に布団の上で転び家族にしばらくは黙っていたようで、数日経ってから骨折が分かって手術したが、その後、肺炎を併発しあっという間に逝った。

小さいよちよち歩きの子どもを残し病気で亡くなる母親も居た。その当時は不条理を感じたものだが、今は、その子どもはもう成人しどうしているのだろうかと、ふと思う時がある。

命を、看護の学生にいかに教えるかは看護教員の課題の一つでもある。私は、ＶＴＲ「青春法廷」を視聴させ、それを基に、命や医療者の態度を考えてもらっていた。学生のそれまでの成長過程で持ってきた命の考えを引き出し、それを整理し助長させるような命についての教育を考えていた。しかし、これだけでは不十分であり難しい課題である。

わが国のみならず外国を含め、昨今、殺人に関するニュースを耳にする。無差別殺人や親を刃物で殺した若者のニュースや、親が我が子を殺すというニュースが流れる中、一方、東日本大震災では多くの親の命を失い悲しむ子どもが居るのに、この者たちはそれをどう受け止めてそこに至ったのかと切なく思う。人の死は決して元に戻らない不可逆性であるのに。

第3章　がん医療の基礎知識

本章では、国民に健康上の不安や恐怖を抱かせるともいえる、がん医療について考えてみたい。

がんは新しい病というよりも昔から存在した病で、今日、日本の高齢者の増加とともにがんを患う者は多くなって、未だ増加途上にある病である。

江戸時代、外科医である華岡青洲がマンダラゲの花を麻酔剤として使用し、乳がんの手術をした話は周知の通りである。

現在では、がんは早期に発見できれば治り、治せる病である。がんを早期に発見することは何よりも大切なことであるが、遅れた場合でも完治は望めなくとも、それなりの治療法があり、死を意識する病ではあるが、急に死に逝くことのない病である。

がんになったことで落胆（ショック、否認、絶望）し、その後も不安や抑うつになっ

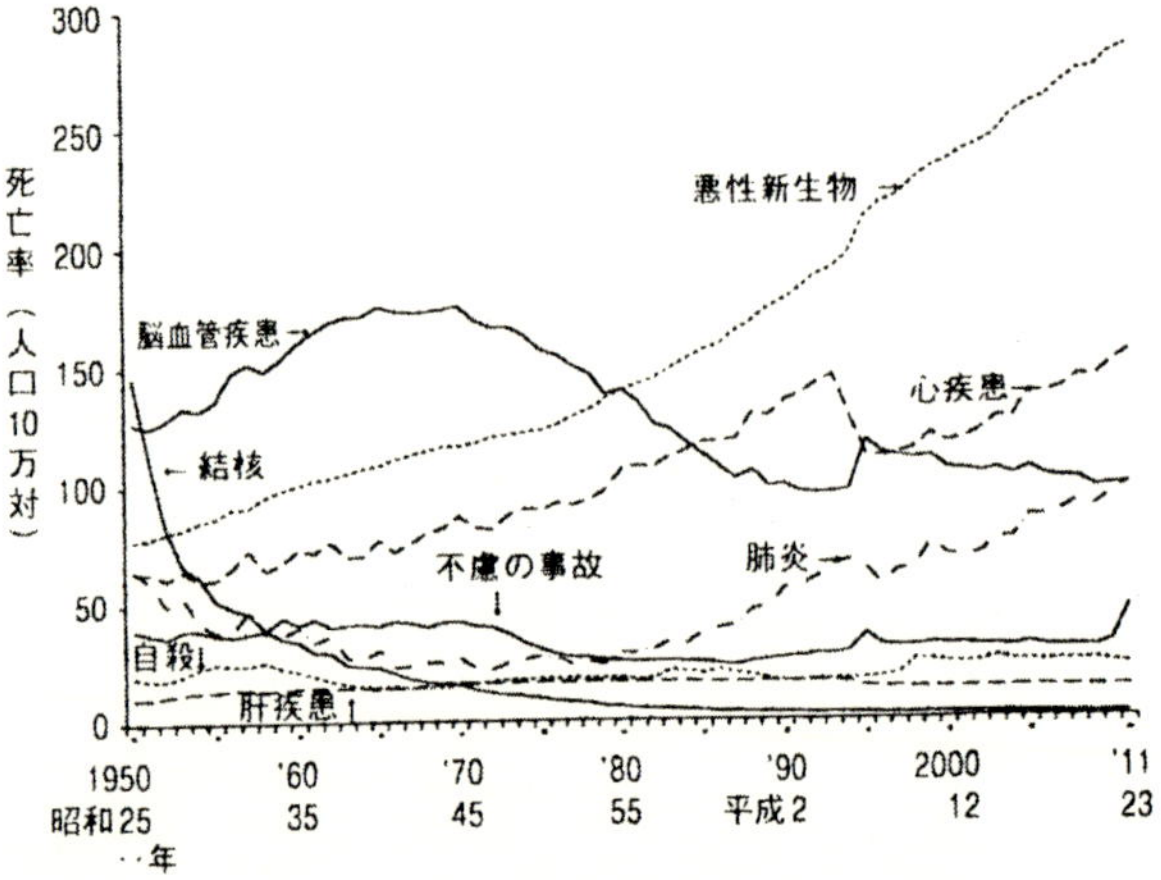

図6　主要死因別にみた死亡率の推移

て精神状態は不安定の時もあろうが、やがてはそれにも折り合いをつけ状況に適応して、がんサバイバーシップで生き抜くことができる。

がんは、自身の持つ細胞の遺伝子に異常をきたし、それが分裂をつづけ大きくなり塊をつくり、やがては正常細胞を侵襲し、リンパ節や血管を通し他の場所に住みつく（転移）。それが、がんの原因と特徴である。

日本人の主要死因については、昭和初期には感染症（結核）で死亡する者が多かったが、昭和20年後半からは生活習慣病に大きく変化した。この当時の死因の第1位は脳血管疾患で、これがしばらく続いた。

昭和56年になり、がんがこれを抜いて第

1位となり、それ以降現在までがんで死亡する者は増え続けている。**図6**に、主要死因別にみた死亡率の推移を示す。

1．がんに関する統計

まず、がんを理解するためにがんに関する統計について考えてみよう。

わが国の平成23（2011）年度の総人口は、1億2、779万9千人（男6、218万4千人、女6、561万5千人）で、前年より25万9千人減少した。また、同年の死亡数は125万3、463人で、人口千人に対する死亡率は9・9で、前年より0・4ポイント上回った。[1]

がんで死亡する者は依然第1位であるが、どのぐらいの者が、がんで死亡しているのだろうか。全数調査でもある人口動態調査によると、平成23年度のわが国のがん死亡は35万7、305人（男性21万3、190人、女性14万4、115人）で、男性が女性の約1・5倍で男性が多い。[2]

図7が、平成25（2013）年度の人口10万人に対する部位別がん死亡人数である。男性では、肺が最も多く85・1、次いで胃が52・3、大腸42・2、肝臓32・4、結腸26・5、膵

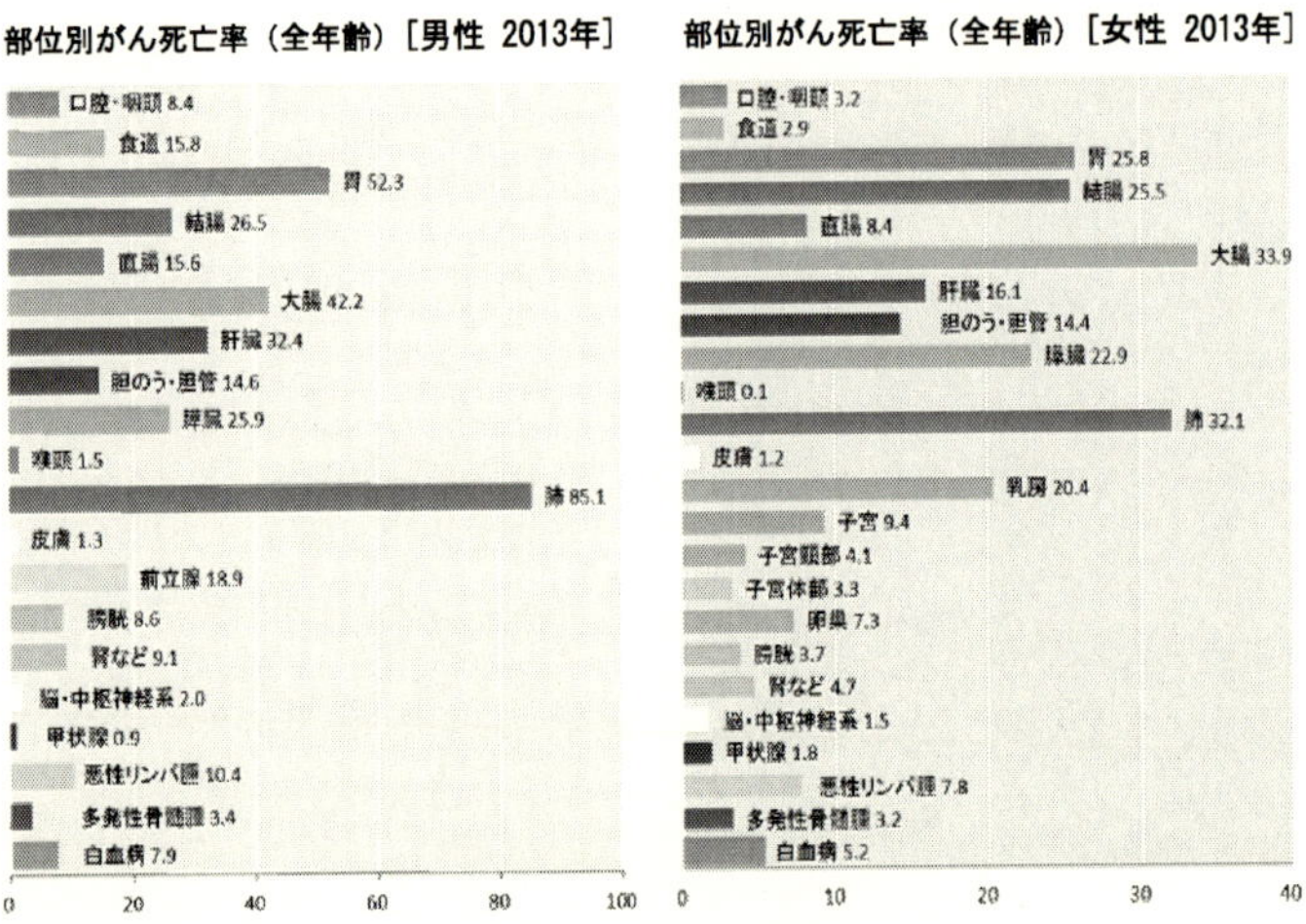

資料： 独立行政法人国立がん対策情報センター

図７　部位別がん死亡率

臓25・9となり、女性では大腸が最も多く33・9、次いで肺が32・1、胃が25・8、結腸が25・5、膵臓が16・1、乳房は20・4の順となっている。

がんの罹患については、平成22年国立がん研究センターがん対策情報センター推計値では、日本人は一生のうちに２人に１人は何らかのがんにかかるといわれ、その確率（生涯リスク）は、男性60%、女性45%といわれている。

平成22（２０１０）年に新たに診断されたがん患者は、80万５、２３６例で、男性46万８、０４８例、女性33万７、１８８例で、男性が女性の１・４倍であった。

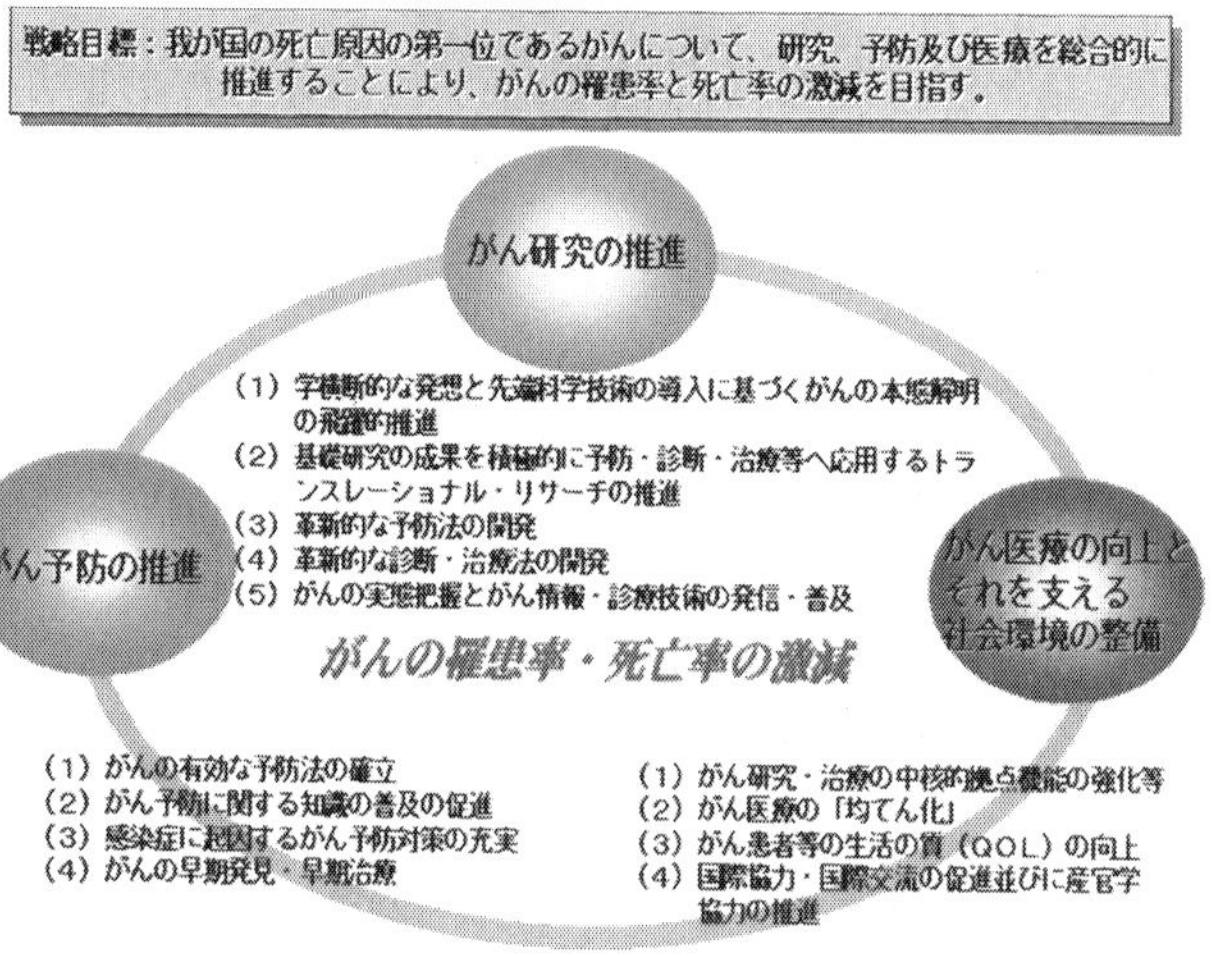

戦略目標：我が国の死亡原因の第一位であるがんについて、研究、予防及び医療を総合的に推進することにより、がんの罹患率と死亡率の激減を目指す。
がん研究の推進
（1）学横断的な発想と先端科学技術の導入に基づくがんの本態解明の飛躍的推進
（2）基礎研究の成果を積極的に予防・診断・治療等へ応用するトランスレーショナル・リサーチの推進
（3）革新的な予防法の開発
（4）革新的な診断・治療法の開発
（5）がんの実態把握とがん情報・診療技術の発信・普及
がん予防の推進
がん医療の向上とそれを支える社会環境の整備
がんの罹患率・死亡率の激減
（1）がんの有効な予防法の確立
（2）がん予防に関する知識の普及の促進
（3）感染症に起因するがん予防対策の充実
（4）がんの早期発見・早期治療
（1）がん研究・治療の中核的拠点機能の強化等
（2）がん医療の「均てん化」
（3）がん患者等の生活の質（QOL）の向上
（4）国際協力・国際交流の促進並びに産官学協力の推進

図8　第三次対がん10カ年総合戦略

平成23年に行われた患者調査では、がんで継続的な医療を受けている者は152万人、調査日の入院者数は13万4、800人、外来受診者は16万3、500人である。

日本人がかかりやすいがんを**表2**（18頁）に示したが、減少傾向にあるとはいえ多いのが胃がんである。

2．がん対策基本法と政策

このようながんを取り巻く厳しい状況を踏まえ、国は以下のような政策を打ち出している。

厚生労働省によるがん医療政策としては、昭和59（1984）年に第一次対

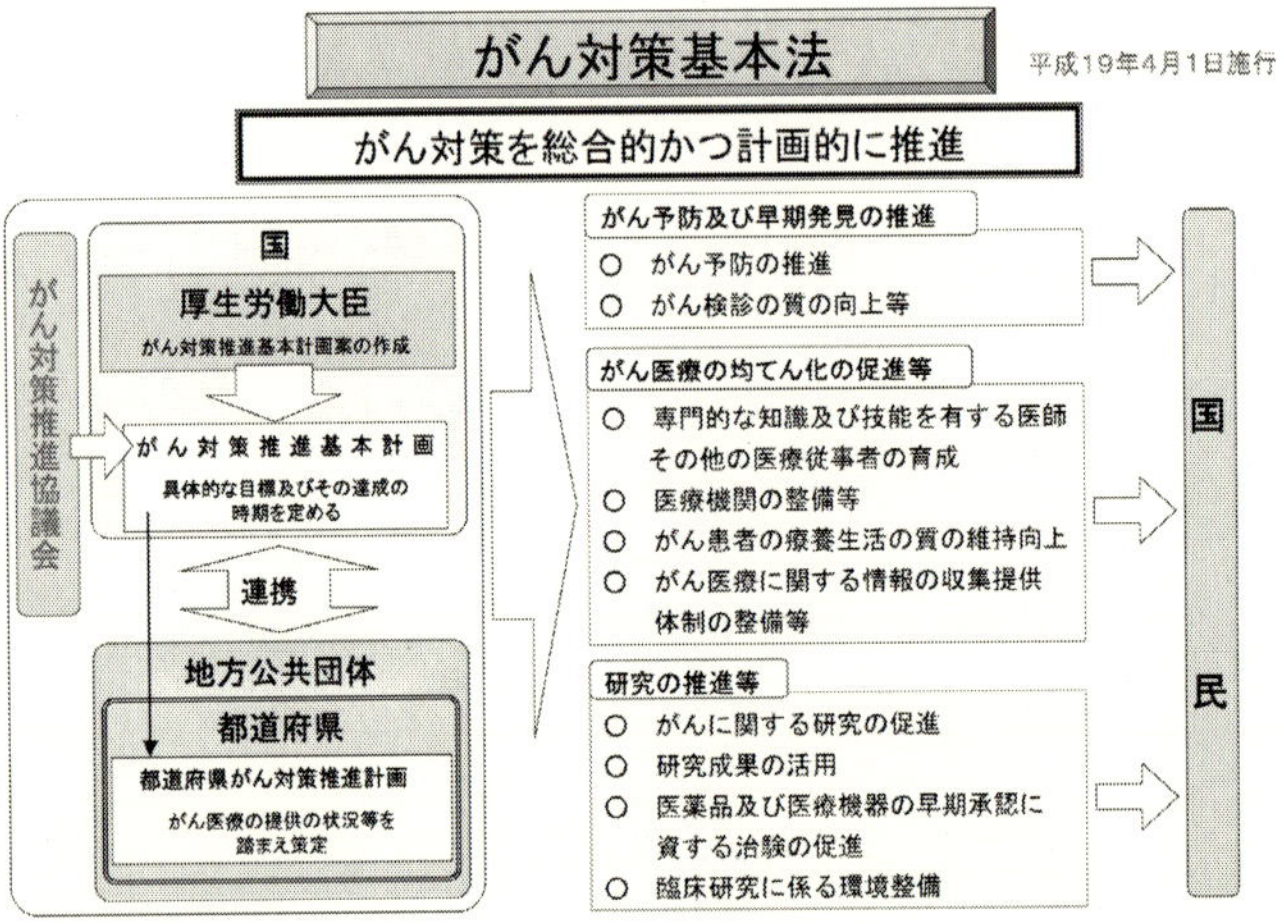

図9 がん対策基本法

がん10ヵ年総合戦略に始まって、平成6(1994)年に第二次対がん克服新10ヵ年戦略が、平成16(2004)年には、がんの罹患率・死亡率の低下を目標に第三次対がん10ヵ年総合戦略がとられるようになった。**図8**が第三次対がん10ヵ年総合戦略図である。

これらに続く国のがん活動の土台となる、がん対策基本法が平成18年6月に制定され、翌年の4月に施行された(**図9**)。この法律は、がんが国民の疾病の死亡の最大原因になっている現状に鑑み、一層のがん対策の充実を図るよう、がん対策の基本について総合的かつ計画的に推進することが目的である。冒頭には、3つ

重点的に取り組むべき課題

- (1)放射線療法、化学療法、手術療法の更なる充実とこれらを専門的に行う医療従事者の育成
- (2) がんと診断された時からの緩和ケアの推進
- (3)がん登録の推進
- 新(4)働く世代や小児へのがん対策の充実

全体目標【平成19年度からの10年目標】

- (2) がんによる死亡者の減少（75歳未満の年齢調整死亡率の20%減少）
- (2) すべてのがん患者とその家族の苦痛の軽減と療養生活の質の維持向上
- 新(3) がんになっても安心して暮らせる社会の構築

分野別施策及びその成果や達成度を計るための個別目標

1. がん医療
①放射線療法、化学療法、手術療法のさらなる充実とチーム医療の推進
②がん医療に携わる専門的な医療従事者の育成
③がんと診断された時からの緩和ケアの推進
④地域の医療・介護サービス提供体制の構築
新 ⑤医薬品・医療機器の早期開発・承認等に向けた取組
⑥その他（病理、リハビリテーション、希少がん）

2. がんに関する相談支援と情報提供
患者とその家族の悩みや不安を汲み上げ、患者とその家族にとってより活用しやすい相談支援体制を実現する。

3. がん登録
法的位置づけの検討も含め、効率的な予後調査体制の構築や院内がん登録を実施する医療機関数の増加を通じて、がん登録の精度を向上させる。

4. がんの予防
平成34年度までに、成人喫煙率を12%、未成年の喫煙率を0%、受動喫煙については、行政機関及び医療機関は0%、家庭は3%、飲食店は

5. がんの早期発見
がん検診の受診率を5年以内に50%（胃、肺、大腸は当面40%）を達成する。

6. がん研究
がん対策に資する研究をより一層推進する。2年以内に、関係省庁が連携して、がん研究の今後の方向性と、各分野の具体的な研究事項等を明示する新たな総合的がん研究戦略を策定する。

新 7. 小児がん
5年以内に、小児がん拠点病院を整備し、小児がんの中核的な機関の整備を開始する。

新 8. がんの教育・普及啓発
子どもに対するがん教育のあり方を検討し、健康教育の中でがん教育を推進する。

新 9. がん患者の就労を含めた社会的な問題
就労に関するニーズや課題を明らかにした上で、職場における理解の促進、相談支援体制の充実を通じて、がんになっても安心して働き暮ら

図10　がん対策推進基本計画の概要

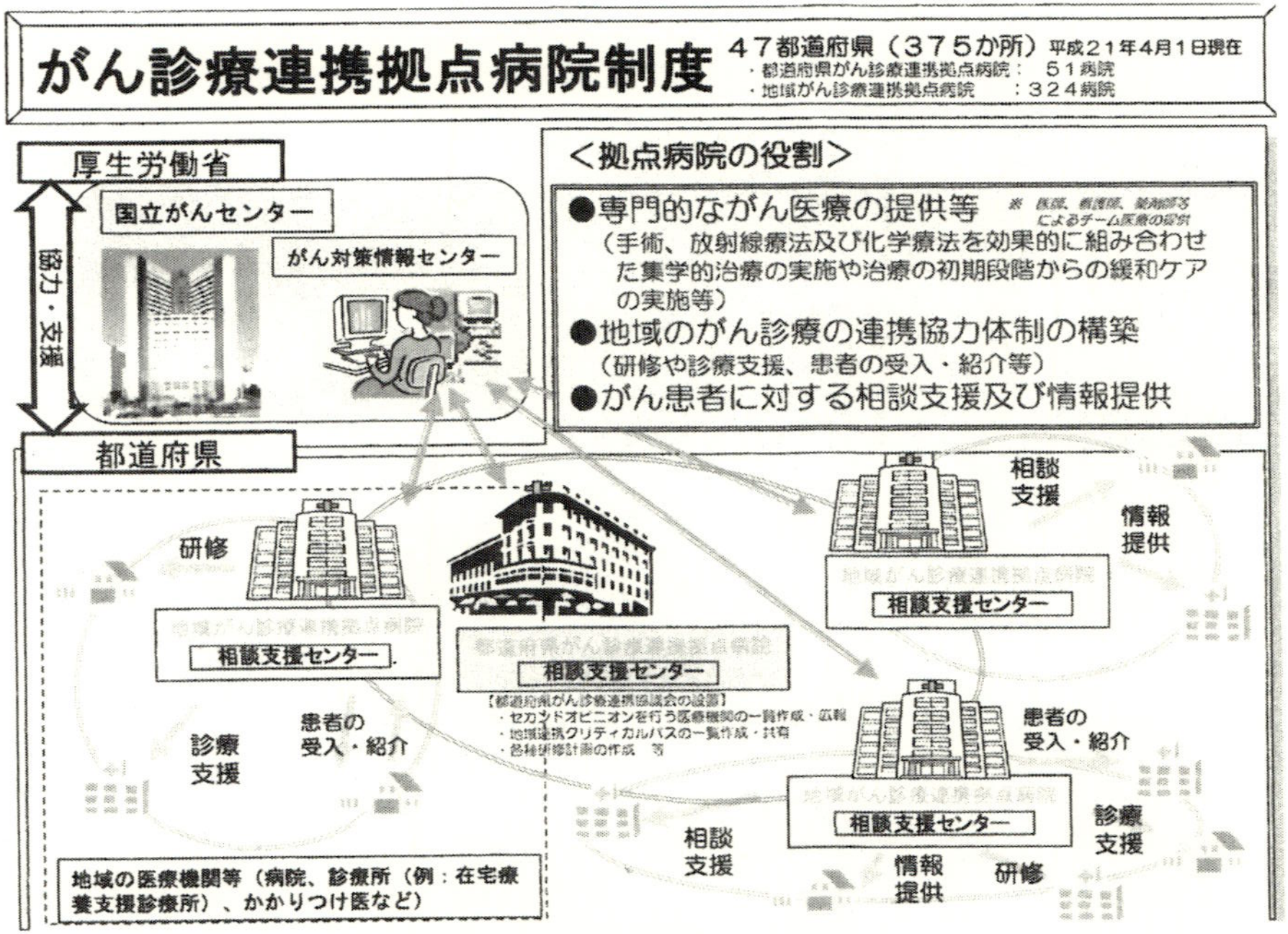

図 11　がん診療連携拠点病院制度

の基本理念①がんの克服を目指す研究と技術の推進と普及、②がん患者が適切ながん医療を受けられること、③がん患者に応じたがん医療体制の整備などが掲げられている。

また、国、地方公共団体、医療保険者、医師などの責務ならびに、国民一人一人が、喫煙、食生活、運動その他の生活習慣が健康に及ぼす影響などのがんに関する正しい知識を持ち、がんの予防に必要な注意を払い、必要に応じたがん検診を受けるよう努めなければならないという責務などが掲げられている。

平成19年6月には、がん対策基本法に基づいた政府策定のがん対策推進基本計画が閣議決定され進められてきた（**図10**）。この中では、重点的に取り組むべき課題、10年以内の全体目標、分野別施策及びその成果や達成度を計るための個別目標が7分野にわたって掲げられている。これらは以下のホームページで容易にみることができる。

http://www.mhlw.go.jp/bunya/kenkou/dl/gan/keikaku02.pdf

また、がん患者の誰しもが日本国中のどこにおいても均一な医療が受けられるよう、がん診療連携拠点病院制度の整備が進み、それを**図11**に示す。

わが国のがんのリスク要因については国立がん研究センターで検討されている。リスク要因の中で男性では喫煙が、女性では感染性要因が第1位にあげられている。

喫煙は、がんの原因の中で予防できるもので、がん死亡者の男性で40％、女性で５％は喫煙が原因とされている。特に肺がんは喫煙との関連が強く、肺がん死亡者のうち男性で70％、女性で20％は喫煙が原因とされている（ホームページ ganjoho.jp2009,1,09.）。また、喫煙は、冠動脈心疾患や脳卒中などの循環器系疾患、肺炎、慢性閉塞性肺疾患などの呼吸器系疾患の原因にもなる。

禁煙することでどのぐらいの効果があるかについては、国際がん研究機関（ＩＡＲＣ）の報告例によれば、喫煙を続けた者より禁煙した者のリスクが低くなるがんとして、口腔がん、食道がん、胃がん、肺がん、喉頭がん、膀胱がん、子宮頸がんなどがあがっている。

これらは、禁煙してからの期間に応じリスクは低くなり、肺がんでは禁煙する年齢が若いほど禁煙の効果は大きく、何歳で禁煙してもリスクは下がるとの評価である。

喫煙は、喫煙する本人以外の周囲のたばこを吸わない者にも健康被害をもたらす。喫煙者以外の者がたばこの煙にさらされることを受動喫煙といい、これに関する健康影響について研究は継続中ではあるが、因果関係のある病や症状については増加の可能性がある（喫煙の項 ganjoho.jp 2009,01,09. より引用）。

また、がんの原因の何割かが予防可能な生活習慣や環境要因といわれるようになり、厚生労働科学研究事業と国立がん研究センターがん研究費において、生活習慣や生活環境費によるエビデンスの検証と因果関係などを評価中である。

日常生活行動について大切な事項は、がん予防の項で述べる。

3. がんの診断・治療と看護

最近のがんの診断と治療は著しい進歩を遂げ、がん患者の多くは治癒し長期に生存できるようになった。また、再発や転移のある患者にあっても、がんをコントロールすることで長期に生存できるようになった。

これは、わが国のがん医療の発展であり、各分野からの研究・実践の成果が功をなしてきているものと思われる。今後は、国民一丸となってがん対策推進基本計画の全体目標でもある、①がんによる死亡者の減少、②がん患者とその家族の苦痛の軽減と療養生活の質の維持向上、③がんになっても安心して暮らせる社会の構築、などに向けより一層の努力が必至の目標である。

医学における診断・治療は医師の分野である。私自身は看護師であることから文献を

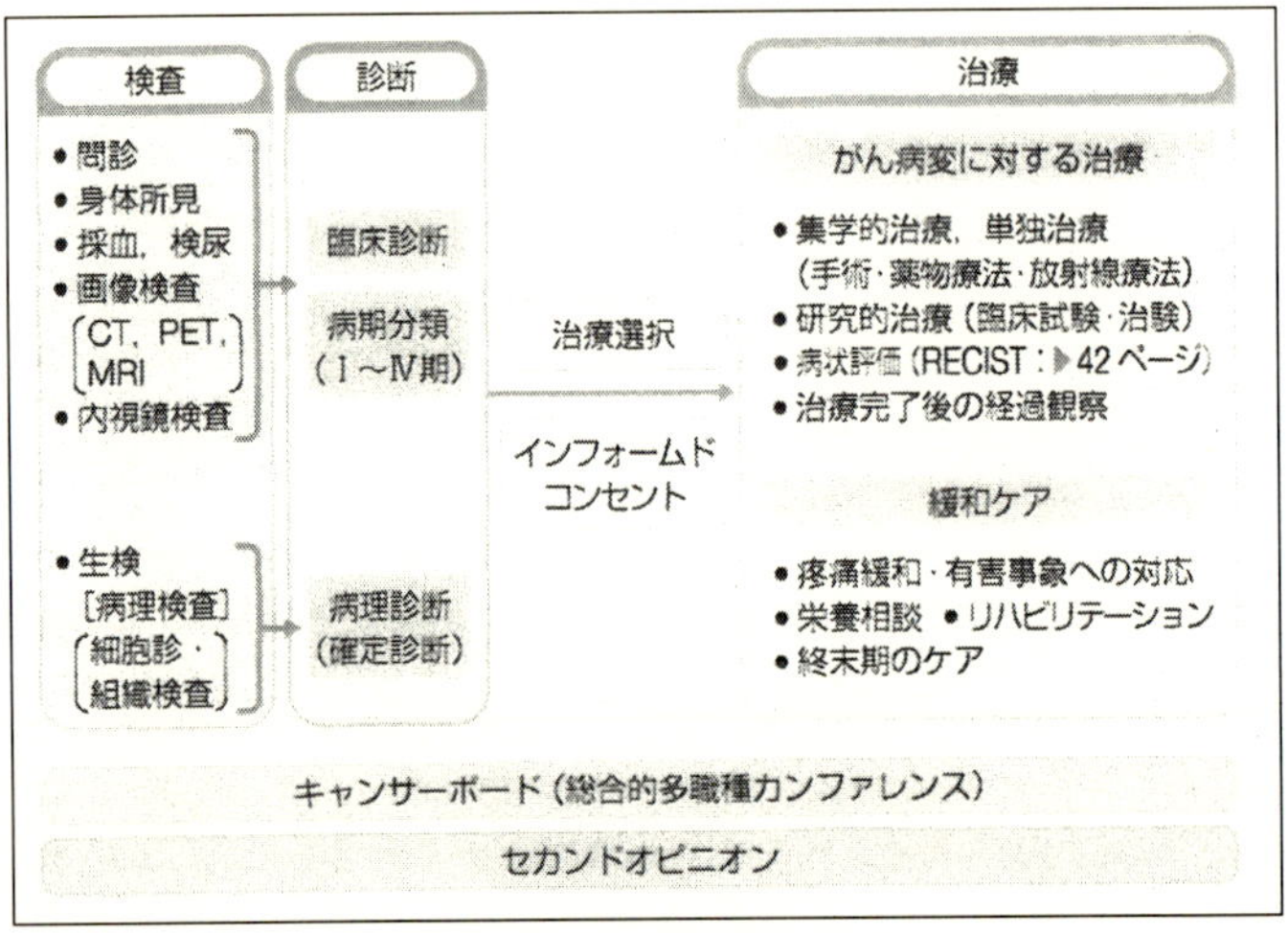

図 12　がん診療の流れ

がん看護学，第2章 がんの病態と臨床経過（中根実），p30，医学書院 より転載

多く活用させていただく。

(1) がんと診断されるまで

がんの診療はどのような過程で行われるのであろうか。

がんの発見・気づきは、自身による何らかの違和感や異常症状を覚えることでがんを疑い、また、職場の健康診査(診断)や地域のがん検診などで異常が見つかり精密検査を勧められて、専門医を受診(診察―問診、視診)することになる。そこでは必要な検査が行われ、その結果によって医師が診断する。しかし、気付かれないままにがんが進行し、状態が悪化し緊急入院などで病院を受診し、がんと診断される場合もある。
このように病院を受診し専門医によってがんの診断に必要な諸検査を受け、その結果、がんと診断される。
その後、患者は治療法について医師より詳細な説明をされ、希望する治療法を選択（インフォームド・コンセント）し、必要な治療が行われて、それが終われば経過観察へと進む。**図12**にがん診療の流れを表した。
がんは、臨床診断と病理診断により確定診断が可能となる。
がんは、発生臓器や細胞の由来の視点で原発腫瘍と転移性腫瘍に区別される。[3]
がんの分類では、血液がん（造血器腫瘍）と固形がんに大別され、血液がんは骨髄またはリンパ系組織から発生するがんをいい、固形がんは血液がん以外のがんの総称をいい、主に腫瘤を形成する。[4]
がん細胞が上皮性細胞から発生した場合を癌、その他の細胞から発生した場合を肉腫という。上皮性細胞とは、皮膚および粘膜の表面をおおう細胞と腺管組織系の細胞であり、肉腫の発生部位は、骨、軟骨、筋肉、脂肪、血管、線維である。[5]
がんの広がりを示すＴＮＭ分類は、原発腫瘍の大きさと深達度、リンパ節転移の範囲、遠

TNM分類と病期診断

	N0	N1	N2	N3
T1	I期	III期		
T2				
T3	II期			
T4				
M1	IV期			

病期と治療・予後

病期	TNM分類の概要	一般的な治療選択	予後
I期	比較的小さいがんが原発部位に限局し，所属リンパ節転移とと遠隔転移がみとめられない（例：T1N0M0）	手術	良好
II期	がんは大きいが原発部位に限局し，所属リンパ節転移と遠隔転移はみとめられない（例：T3N0M0）	手術	
III期	原発腫瘍の大きさにかかわらず，さまざまな程度の所属リンパ節転移をみとめるが，遠隔転移はみとめられない（例：T2N1M0）	手術＋薬物療法・放射線療法	
IV期	遠隔的小をみとめる。原発腫瘍の大きさやリンパ節転移の程度は関係ない（例：T1N1M1）	薬物療法または放射線療法または対症療法	不良

図13　TNM分類と病気診断（例）

隔臓器転移の有無を評価するもので、T（primary tumor）、N（lymphnode metastasis）、M（distal metastasis）の略である。(6)

病期分類は、がんの拡大に沿って、I・II期（限局期）→III期（局所進行期）→IV期（進行期）のように4区分され、TNM分類ではこれらのいずれかの病期に属する。(7)

図13はTNM分類と病気診断（例）を示したものである。

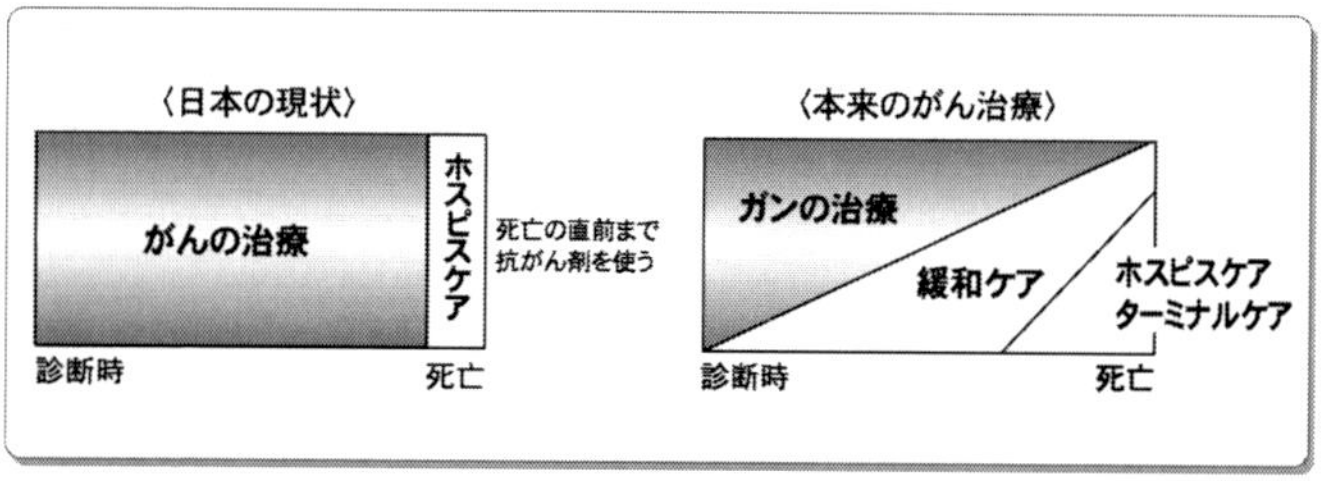

図 14　治療の考え方

このようにがんの進行状態が臨床診断と病理診断により区分される。

これらに基づき治療方針が決定される。

(2) がんの治療

がんに効果がある治療法としては、①手術療法、②薬物(化学)療法、③放射線療法の三つが主で、がんの三大治療ともいわれて医師が担う。

現在は、これら治療の一つ一つが単独で行われるというよりも、治療効果を上げるためにこれらを組み合わせて行う集学的治療が基本となっている。

手術療法と放射線療法は局所療法で、薬物(化学)療法は全身療法である。

また、これら治療は医療チームで行われることから、それぞれの医療専門職のスタッフが医師の基に、患者を中心にそれぞれの職能を発揮する。

図14に治療の考え方を示すが、図左が従来の考え方で抗がん剤投与を徹底的に行い、その治療ができなくなるとホスピスケアに移行する治療法であったが、現在はがんの治療と共に病状に合わせた症状の緩和ケアを積極的に行う考え方（図右）になってきた。[8]

緩和ケアは、がんの末期に行われるものと考えられがちであるがそうではなく、がんの治療と共に行うことで患者のＱＯＬをあげて、生活を重要視する生活へとシフトが変えられてきている。

患者個々の治療法は、がんの種類や病期などによっても異なり、その者に合ったがんの治療が医師により行われる。その中で標準治療は、国内外の学会などで作成された治療に関するガイドラインで、精度の高い臨床治験によって確立されたエビデンスに基づいた治療法をいう。[9]

①**手術療法**　がんの手術では、がんの原病巣の摘出とリンパ節郭清《かくせい》が基本である。リンパ節郭清では病巣とその周りの正常組織をつけ、周辺にがん細胞があることをふまえてがん細胞を残さないように体外に出すことが重要である。[10]

がんが限局している場合でも、がんが発生した局所にとどまらないでリンパ節や遠隔

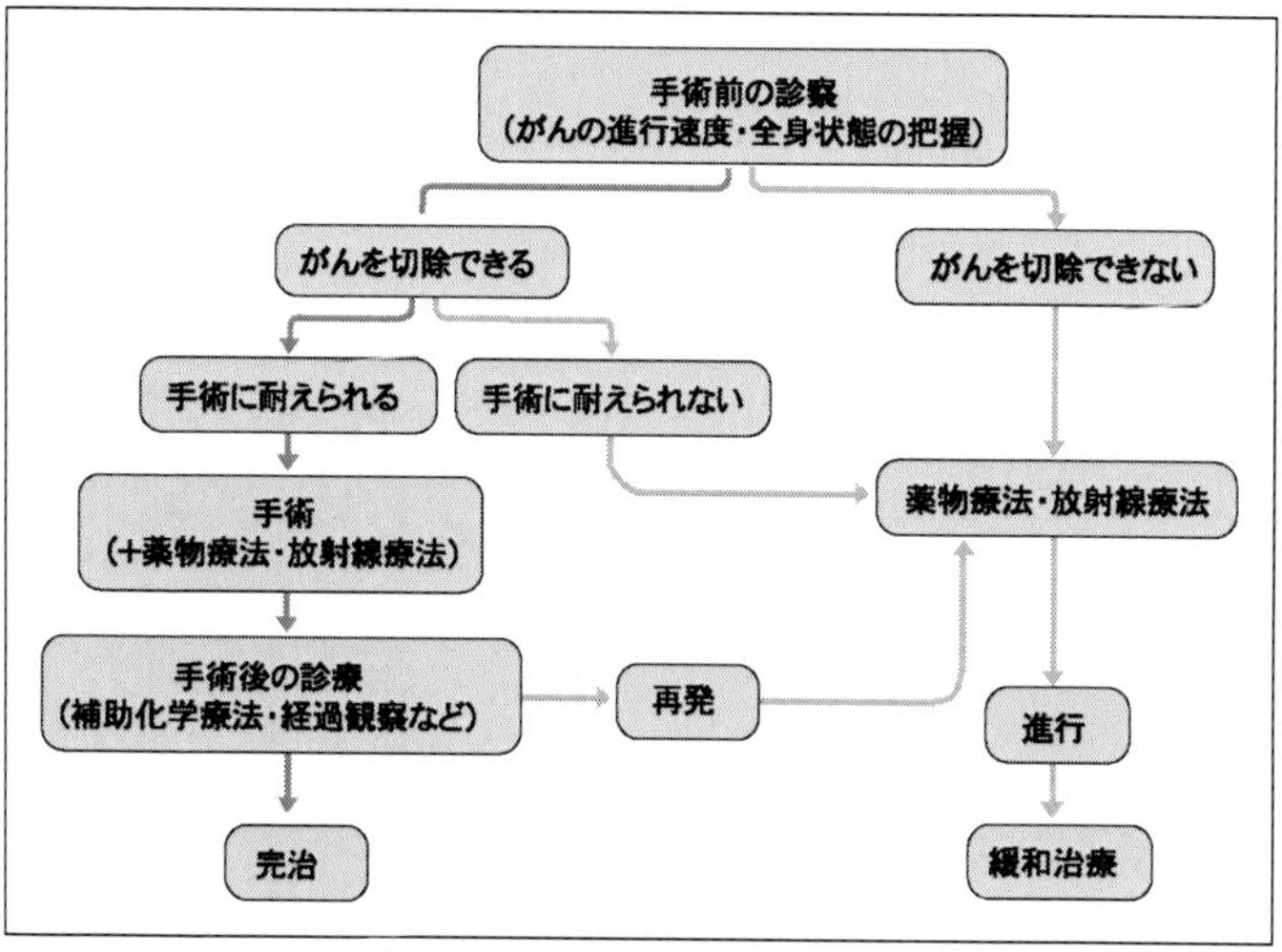

図 15　がん手術療法の流れ

臓器に転移している場合などがあることから、リンパの流れに沿って系統的に切除する必要がある[11]。

がんの外科手術は「切除可能ながんは、基本的には局所病であり、そこから全身へのバリア（関門）にとなっているリンパ節を郭清すればがんの根治は可能である」という概念に基づいている[12]。

近年は、薬物療法の進歩により、手術前に腫瘍の感受性を見極めて行う薬物治療（ネオアジュバント化学療法）も多く、また、手術後に薬物療法を併用する術後補助化学療法（アジュバント化学療法）なども行なわれる[13]（**図15**）。

コラム　がん手術に関する2つの理論がある。
ハルステッド Halstead,W.S の理論では、がん細胞は、直接リンパ管を通ってリンパ節に達し、ここを経て全身に転移していく。リンパ節は、関門（バリア）になっているので、そこを根こそぎ切除することは、がん治療に重要なことである。
フィッシャー Fisher,B の理論では、リンパ節転移よりも血行性転移が重要で、がん細胞はリンパ節を経なくとも全身に転移していく。がんは手術可能な時点で、すでに全身病である。局所の手術を行っても予後に影響を与えない。手術法の違いは、患者の生存率に実質的な影響を与えない(14)。

また、がんに特徴的な手術として機能温存術と機能再建術があり、機能温存手術は、標準治療と同等の治療効果を保ちつつ、切除範囲を減らして身体や臓器の機能を温存することを目的とする手術で、乳がんに対する乳房温存術や骨肉腫に対する患肢温存術などがこれにあたる(15)。

機能再建手術とは、手術で変化・喪失した身体の一部や臓器を再建する手術をいい、乳房切除後の乳房再建術などがそうである(16)。

また、低侵襲《ていしんしゅう》手術とは、内視鏡手術や血管内手術に代表されるが、従来の標準手術と比べて、侵襲（患者の身体への負担）の少ない手術である。

内視鏡手術では病変のみの切除を行うために、体表が傷つかず臓器も温存されるため、一般の手術に比較して侵襲が少ない[17]。早期に発見できたがんや局所にとどまっているがんに適応できる。

鏡視下手術は創部痛が少なく早期回復が可能である。腹腔内に炭酸ガスを充満させ腹壁から直径10㎜ほどの細長いビデオカメラを挿入して、モニターに映し出された映像を見ながら手術を行い、切除した組織は腹壁を小さく切開した部位（ポート孔）から摘出する方法である[18]。

コラム　**センチネルリンパ生検**（ＳＬＮ）　センチネルリンパは、腫瘍からのリンパ流がはじめに流れ込むリンパ節のことで見張りリンパ節ともいう。ここにリンパ節転移がなければ他のリンパ節にも転移がないということで、手術中に生検・同定して迅速組織診察により確認できる[19]。

② 薬物療法

抗悪性腫瘍薬を用いた療法で、化学治療、抗がん剤治療とも言われる。

がんの薬物療法は、目ざましく進歩し細胞傷害性抗がん薬やホルモン療法薬に加え、分子標的治療薬という新たな作用機序を示す薬剤も登場し、薬物療法の選択肢は拡大し、治療効果は格段に向上してきている。[20]

がんの薬物療法は、手術や放射線療法に比較して治療期間は長く副作用を伴うことがあることから、留意して日常生活への副作用の影響を少なくすることが大切となる。また、がんの再発予防、再発、転移の治療に薬物療法は欠かすことができない治療法でもあるが、薬物療法にも限界があることを理解して、がんの終末期への移行の際は心のケアが重要となる。

細胞傷害性抗がん剤は、がん細胞と正常細胞の両方に薬効を及ぼすことから多剤併用で用いられ、分子標的治療薬はがん細胞のみに効力をあらわす薬剤である。

薬物療法の効果(有効性)は様々な視点から評価される。一定期間の薬物療法が施行された後に、病変の大きさや広がりをＣＴなどの画像検査を行い治療効果が判定される。[21]

がんの薬物療法において、生体に期待される作用を主作用、生体に対して好ましくない作用を副作用といい、主作用はがん細胞の傷害、副作用は正常細胞の傷害によって生じる。[22]

がんの薬物療法では、治療に伴う有害事象がほぼ必ずおこるため、新たに治療が計画されるたびに、その有効性とあわせ有害事象のリスクが検討され、治療によって得られる有益性と有害事象の総合的検討が行われる。[23]

有害事象とは、がんの診療経過において発生した好ましくない医療上のできごとのすべてをいう。

③ 放射線療法　放射線療法で用いられるX線や電子線は、細胞のDNAを主要な標的として放射線が作用することで生体物質への影響が生じる。

放射線による作用のうち、DNAに対する直接作用は3分の1にすぎず、おもな作用は放射線によって水分子などが分解されて各種のラジカルが反応する間接作用であり、DNAが損傷した結果、細胞は死に至り、組織や臓器レベルでの影響へとつながっていく。[24]

放射線療法は、低侵襲性で臓器・機能を残したままでがんを治癒させ、多くの臓器で手術に匹敵する治療成績が得られ、また、除痛、圧迫症状にもよく、QOLの改善にも有効でがん治療の対象になる。[25]

放射線療法の種類としては、①外部照射と②内部照射に分けられる。

外部照射には、低位放射線照射や重粒子線治療がある。低位放射線照射（サイバーナイフ）では、高い精度で多方面から集中的に放射線を照射する。強度変調放射線療法は、放射線に強度を付け、多方面から照射する。全国にある放射線治療施設の9割以上でリニアック(直線加速器)を用いた外部照射による治療が行われている。

内部照射には、密封小線源治療法(腔内照射、組織内照射)と内用療法がある。小線源治療は、放射線物質を微小な針、管状の金属に封入して照射する。内用療法は、病変に集まる性質がある放射性同位元素を薬として用いて治療を行う方法である。[26]

治療は基本的には、1日1回、週5回、計5から7週間で行われる。治療中は、体調の変化とマーキング(治療部位)の確認などで、週1回の診察が行われる。治療が終了したあとは、局所効果の確認、急性期有害事象の消退の確認、再発・転移の確認のため経過観察が行われる。[27]

④ **ホルモン療法** ホルモン依存性がんにおいて、特異的なホルモンを分泌している器官を摘除すること、あるいは分泌や機能を抑制する薬剤を投与することで抗腫瘍効果を得る治療である。

引用文献

(1)『厚生の指標』59(9) 増刊「国民衛生の動向」p42, 厚生統計協会、2012.
(2) 同掲 (1) p54
(3) 中根実「がんの病態と臨床経過」系統看護学講座 別巻『がん看護学』p54, 医学書院、2013.
(4) 同掲 (3) p34
(5) 同掲 (3) p35
(6) 同掲 (3) p35
(7) 同掲 (3) p35
(8) 中川恵一 ビジュアル版『がんの教科書』p145, 三省堂、2012 (15刷).
(9) 同掲 (3) p37
(10) 斎藤信也「がん治療における手術療法の意義」『がん看護』18(2) p97, 2013.
(11) 同掲 (10)
(12) 同掲 (10) p101
(13) 嘉和知靖之「がんの治療」系統看護学講座 別巻『がん看護学』p94-95, 医学書院, 2013.
(14) 同掲 (10) p101
(15) 同掲 (13) p188-189
(16) 同掲 (15)
(17) 同掲 (13) p104-105
(18) 同掲 (17)
(19) 同掲 (13) p106
(20) 中根実「薬物治療」系統看護学講座 別巻『がん看護学』p110, 医学書院、2013.

(21) 中根実「薬物治療」系統看護学講座　別巻『がん看護学』p116-117, 医学書院、2013.
(22) 同掲　(2)　p117
(23) 同掲　p113
(24) 星章彦「放射線治療」　系統看護学講座　別巻『がん看護学』p137, 医学書院、2013.
(25) 根本建二「放射線療法とは何か」『がん看護』3-4、p388-390, 南江堂、2012.
(26) 同掲書　(1)　p139
(27) 同掲書　(1)　p144

(3) がんとその看護

Cancer Support Community（ＣＳＣ・米国）の代表者らにより執筆された「がん患者・家族のためのウェルネスガイド」がＣＳＣ職員により翻訳され出版された[1]。本書に頻出するアクティブな患者という概念は、ＱＯＬを改善し、回復の可能性を増強する一連の行為、行動および姿勢を取る人を指し、アクティブな患者であることは力を与えられて自ら行動することとある[2]。

私自身のがんの体験を通しても、自らが看護師であったことで、積極的に治療や日常生活行動に関心を持って行動してきたように思う。その結果、セルフケアが実施できたと思っているが、このことが私の場合はアクティブなことと考えられ、がんと診断されたからといって受身の姿勢で療養するだけでなく、癒しに向けたポジティブな行動がこの概念に含まれると思われる。

また、がんサバイバーについては既に述べたけれども、がんと診断された誰しもが、がんサバイバーであり、ウェルネスを保ち生きぬくことがサバイバーシップである。

しかし、がんの過程は、「がん－治療－治癒という再発のサイクル」を体験していくことでもあることから、[3]私もこの過程を体験し今後もサバイバーシップをもっていきたいと考えてはいるが、必ずしもそういう状態ばかりに、いつも自分があるとは限らないとも思われる。

わが国においては、がん患者の病状は慢性的経過をとると紹介されてきたように思われるが、この「がん－治療－治癒という再発のサイクル」と活字で表現されていることは目新しい感覚に感じられ、とても新鮮に思われる。第2章で述べたように、私はこの17年間で、がんの闘病と健康の考え方に悩んできたが、この一文でそれが解決できた。

がんサバイバーシップで頑張る者が多く存在する今日、体調の浮き沈みもあろうが、このような言葉は何か行動を起こさせる勇気を与えてくれるものである。

次に今日、がんの看護が課題としていることを少し考えてみたい。

看護職は、がん患者ががんを発症してから、治療の時、その後のフォロー時期、再発・転移した時、終末期などのあらゆるステージにある患者をケアするが、これらの各時期によって看護の目標や看護の課題も異なると考えられる。

しかし、いつの時期にも共通して必要な看護は、患者の精神の安寧が保たれるようにすることと正しい情報の提供であろう。

精神の安寧では、がんという病に起因する心の動揺は私自身も経験をしたが、この原因の一つには、がんになったことでこれから起きる、不確かな生きることへの不安が大きいと思われる。

この不安を軽減する一方法としては、明確で十分な説明を受けることと、自身の思いを表出することがあるように思う。

がん哲学外来(順天堂大学樋野教授主宰)の樋野先生のお話を伺ったことがある。そこでは、樋野先生と訪問者が会話をしていく過程で、病理学者としてのキャリアと高い教養を土台とした樋野先生のユーモアある会話の中に、訪問者ががんサバイバーとしてよりよく生きられるような力を産出させる何かを、与えられているように感じられる。

私自身は一人身であったことと看護職であることから、病状などの説明は全て自分一人で聞きそれに対応していた。このことは、ときによっては恐ろしく負担に思うこともしばしばで逃げたくなる気持にもなったが、今、考えると、もっとより多くのことを聞いても良かったと思う。

救急車を呼べば直ぐに来て病院に搬送してもらえるような、わが国の優れた医療ではあるが、がん医療の今までは忙しい中での医療であって、一人の患者に与えられる時間は少なく、特別なサービスは許されなかった。欲を言えば、個々人に適った豊かながん医療が展開されるよう期待するが、これを解決してくれるのはがん専門看護師の活躍ではないだろうか。

病の成り行きは誰しも予測できないことかもしれないが、たとえ予測上のことであっても、詳細なカムフラージュしない情報をしっかりと提供されることが、セルフケアによりつながるように思う。

薬物療法においては、抗がん薬や分子標的治療薬の新規承認、適応の拡大により標準治療は変化し、がんの再発予防、再発・転移の治療に欠かせないものとなっている。化学療法に取り組みながら生活する期間は長期化し、外来通院で行う化学治療が推進されるようになり、患者・家族のセルフケアへの期待は大きくなった(4)。

このことからも、がん患者はすでにセルフケアを実行していると思うが、表面に出てこない。セルフケアとは、生命、健康および安寧を維持するために、各個人が自分自身のために実施する実践活動である。[5]

がん患者は、がんの体験から活動を起こそうとする気持ちや意欲は十分に持ち合わせていることと思われるので、積極的に補助すればよいのではないか。

私自身を振り返ってみると、十分な情報収集をしないで暗中模索状態で進んできたが、そのことがセルフケアへつながっていたと考えている。

セルフケアは、言ってみれば自己責任ということでもあるから、放任も可能であろうが、そこに計画的で十分な知識と実践力（技術）があれば、より自信のあるセルフケアにつながるのではないかと考える。

抗がん剤の治療中では、化学治療に伴う副作用や有害事象へのセルフケアが中心になるが、治療が順調に受けられるような体調に整えておくことも大切なことである。患者は、治療に伴う副作用への心配や、治療効果と治療期間、家族への影響・負担などについて悩みを持つ者が多く、がん化学治療を中止して緩和ケアに移行するときの患者・家族の衝撃は大きく気持ちも混乱する。[6]

副作用である悪心、嘔吐、末梢神経障害、皮膚障害、口腔粘膜炎、脱毛、不安、つらさなどは、日常生活への影響も大きいので、前もってこれらの発現時期とその観察ができるような知識を看護職から聞いておくことで患者のセルフケアは充実するであろう。

がん患者の若年化や小児のがん患児も多くなり、化学治療を受ける戸惑いには生殖機能障害、社会・経済的問題などがある。生殖年齢層で化学療法を受ける患者数は増加しており、「不妊になるような治療は避けたい」と難色を示す患者も少なくないとのことである。[7]

社会・経済的な課題として、がんの化学治療費が高額になっており、治療をきっかけに就労継続が困難になる場合もあって、患者・家族の経済的負担は大きい。ことに分子標的治療費が高額であることも課題である。

引用文献

(1) キム・シボー、ミッチ・ゴラント著、竹中文良、内富庸介監訳『がん患者・家族のためのウェルネスガイド』p37, パレード・ブックス、2013.
(2) 同掲 (1)
(3) 同掲 (1)
(4) 花出正美「患者・家族に寄り添うがん化学療法看護」『がん看護』17(5), p521, 2012.

（5）小野寺杜紀訳『オレム看護論　看護実践における基本概念』p18, 医学書院、1984.
（6）同掲（4）
（7）加藤恵「仕事への影響が心配―社会・経済的問題」『がん看護』17(5), p557-559, 2012.

（4）がん患者の医療費

平成23年度の日本経済は、同年上半期に起こった未曾有の東日本大震災の影響から厳しい状況が続いた。平成24年度末に政権が代わり、10年以上続いたデフレからの脱却を目指す経済政策が実行され円安傾向となり、経済面に変化が少し出てきた。その影響は医療経済までには及ばないものの、がん患者にも明るい方向が見えてくることを期待している。

平成21年度の国民医療費は、総額36兆67億円で国民1人あたりは28万2、400円である。**図16**は、全医療費に占めるがん医療費の割合を示したものである。これらの評価はできないものの、医療費が真に患者のためになるように使用されることが望まれる。

国民が健やかで安心できる生活を保障し、公的責任で生活を支える給付を行うことを目的としたのが医療保険であるが、これらは病気やけが、出産や死亡などの医療に対応するものである。

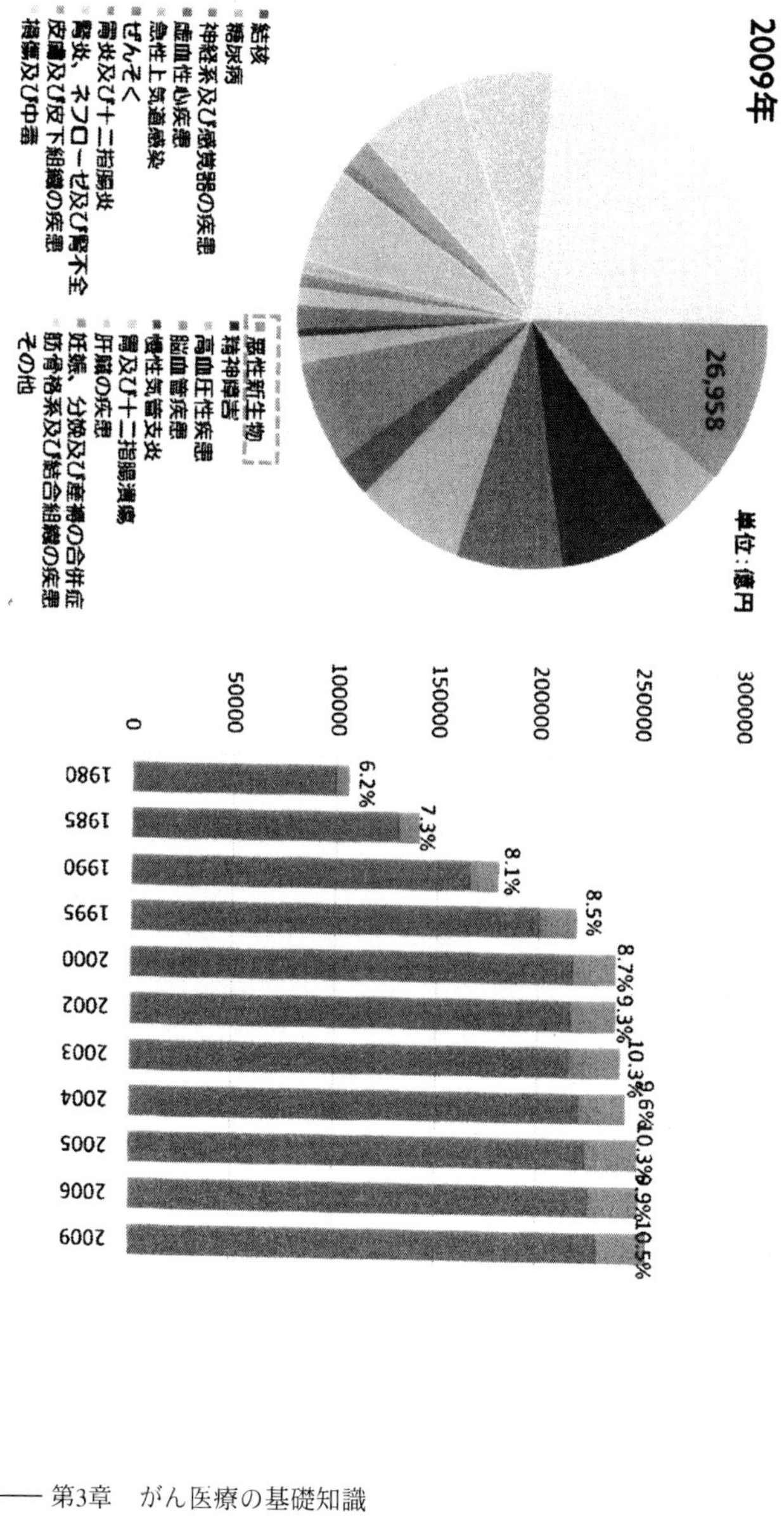

「国民医療費（厚生労働省大臣官房統計情報部）」

図16　がん医療費の割合

医療保険制度は社会保険法により全国民が加入するように定められ、被保険者が医療を必要とする場合に、医療を保証し、経費の軽減と生活の安定を目的として昭和2年に制定された。

医療保険制度の仕組みは、被保険者が保険者に一定の保険料を納入し、医療保険で受けた診療に対し一部負担金（原則3割）で治療が受けられるもので、残りの診療費（7割）は保険者が診療報酬として医療機関に支払うという仕組みである。保険の種類と加入対象、保険料の支払い、治療費自己負担などを**表3**に示す。

これに加えて医療費の軽減としては次のようなものがある。

■経済的負担を軽くする制度

・高額療養費制度　1ヵ月の医療費の自己負担額が一定の限度額を超えた場合、その超えた金額が高額療養費として支給される。自己負担限度額は年齢や収入によって異なり、70歳以上は外来ごとの限度が設けられている。

■生活を支える制度

・傷病手当金　病気などで働けず会社からの報酬を受けていない場合に、所定の条件により傷病手当金が支給される。

表3　医療保険の種類

種　類	対象	保険料	治療費負担
被用者保険		従業員と企業の折半	3割負担
健康保険	企業の従業員や家族	3割負担	
船員保険	船員と家族		70歳以上までは2割
共済組合	公務員等と家族		
国民健康保険	自営業、農業、同業種組合	収入に応じる	同上
後期高齢者医療	75歳以上の高齢者、65歳以上の障害認定者	一部負担 *	1割負担 **

*対象者の所得に応じて、負担金は増減される。　**ともに一定以上所得者は3割負担

■税金を軽減する制度

・医療費控除　1年間に一定以上の医療費の自己負担があった場合に税金が控除される制度で、自身が確定申告をすることで、金額により税金が控除される。

（5）がんと就業に関すること

一度、がんと診断され治療を受け生存している者は現在533万人といわれている。2008年に実施した調査からは3人に1人が、がん罹患後に職を失い転職、7割が年収4割に減収することを経験していた[1]。また、がんは壮年期に多いことから、家庭経済の大黒柱が仕事を失うことで家族の経済的負担も大きく、本人の医療費に加え療養費用など出費がかさむことは私自身も経験し

ているところである。

病への心配に加え経済的不安で二重三重の苦しみ背負うことがないよう、安心して療養できる環境に是非ともありたいものである。

今後は、がん対策基本法の「がんになっても安心できる社会」の実現を目指し私も協力していきたい。

これらの課題については、がん患者や家族の気持ちや体験を政策や情報発信に生かす動きが今、広がりつつある。

引用文献
（1） 桜井なおみ「がんサバイバーシップを通して」『がん看護』17(4), p445-448, 2012.

4. がんの予防

未だ、がん患者とその死亡者は増え続けて、２０１５年には2人に１人はがんで死亡、現在は約３００万人いるがん患者数は５４０万人に急増するとも言われている。

国民医療費では、「悪性新生物」の医療費はおよそ2・5兆円で医療費の7・5％を占める。社会の超高齢少子化が強まる今日、医療費を軽減するためにもがんの予防対策は急務であろう。がんの具体的な予防法が開発され、効果的な予防対策が実施されれば、がんの発症率と死亡率は確実に下がると考えられる。

（1）がんを防ぐための12ヵ条

国立がんセンターがん対策情報センターが公開している「がんを防ぐための12ヵ条」と、日本生活習慣病予防協会のコラボは、具体的で誰でも実行できる。

食べ過ぎや脂肪の取り過ぎを控え、栄養バランスの良い食事を心がけ、喫煙者は禁煙して、野菜や果物を多く摂り、運動を習慣とし、自身や家族の生活行動習慣を見直す。これらを積極的に実践しがんを予防していこう。

■がんを防ぐための12ヵ条（２００５年６月）

・バランスのとれた栄養をとる。いろどり豊かな食卓にして
・毎日、変化のある食生活を。ワンパターンではありませんか？
・食べ過ぎを避け、脂肪は控えめに。おいしい物も適量に
・酒はほどほどに。健康的に楽しみましょう
・たばこは吸わないように。特に、新しく吸いはじめない

・食べ物から適量のビタミンと繊維質のものを多くとる。緑黄色野菜をたっぷりと
・塩辛いものは少なめに、あまり熱いものはさましてから。胃や食道をいたわって
・焦げた部分は避ける。突然変異を引きおこします
・かびの生えたものに注意。食べる前にチェックして
・日光に当たりすぎない。太陽はいたずら者です
・適度にスポーツをする。いい汗、流しましょう
・体を清潔に。さわやかな気分で

http://mhlab.jp/calendar/seikatsusyukanbyo_01/2007/11/001965.php

（2）検　診

図17は、平成16年と19年の胃がん、肺がん、子宮がん、大腸がんの男女別検診の受診率の推移を示したものである。これらのがんでは、平成19年度の受診率は、胃がん32・5％、大腸がん（男）27・5％、肺がん（男）25・7％で、受診率は決して高いとはいえないが少しではあるが上昇している。

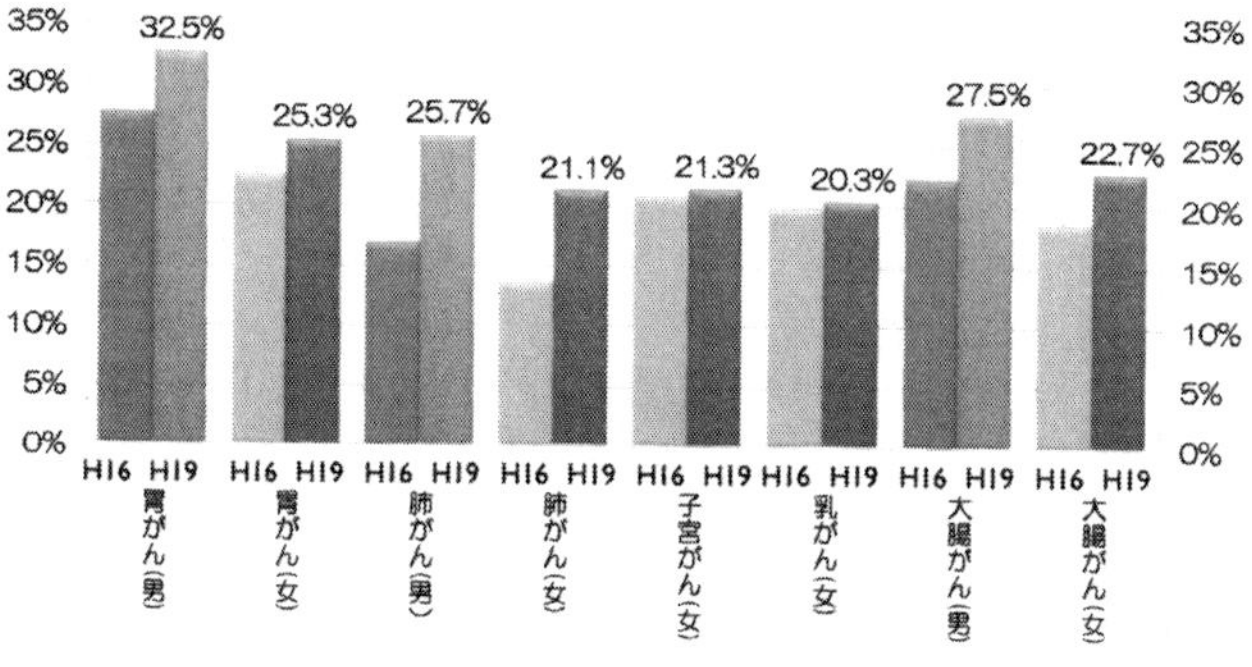

○ 胃がん、肺がん、乳がん、大腸がんは40歳以上、子宮がんは20歳以上を対象。
○ 健診等(健康診断、健康診査及び人間ドック)の中で受診したものも含む。

図17　がん検診の受診率の推移

(3) 子宮頸がん予防接種

子宮頸がんの予防ワクチンは平成21年に英国ではじめて承認された。平成22年4月より市区町村と国は順次、中学生を対象に接種費用の助成を開始した。平成25年より、国が接種を勧奨し、全額公費負担による定期接種扱いとなった。

子宮頸がんは、唯一予防できるがんとして、急速に導入が進んだが、重篤な副作用の報告もあって、今後も予防効果の検証が待たれるところである。

子宮頸がんを引き起こす高リスク型ヒトパピローマウイルス(HPV)は15種類で、うちワクチンの効果があるのは2種類といわれ、日本人女性が感染する割合は0・7%にとどまる。このワクチンで効果の可能性がある女性の0・007%、

10万人に7人である。

引用 www.mhlw.go.jp/shingi/2009/12/dl/s1216-9go/.pdf

第4章　あるがままに

1．セルフケアの出発点

私は看護師・助産師・指導健康心理士（認定）などの資格を持ち、医学のことを多少とも学んでいるので、がんの知識は持っているつもりだった。しかし、恥ずかしい話であるが、この病を私自身が受け入れたのは、がんを患い治療をはじめてしばらく経って少しずつがんの実態がより分かるようになったところからである。

2度目の手術(セカンドルック)において、もう何の症状も感じなかったので、良くなったものと私は思っていた。しかし、がん細胞が腹腔内に残っていることを受持医から説明され、さらにもう1年の化学治療が始まった。そして、この頃にも何か身体の中から「もう治ったよ」というような声を聞いたように感じた時があった。しかし、その当時も、身体の中ではがん細胞は活動していたのだが、気持ちはせっかちに治ることだけを念じていたことから、これらに振り回された毎日だった。

このような体験をすることで、治りたい一心からがんについて真剣に考えざるを得なくなった。

がんは、身体の外部環境と内部環境のバランスが壊れた結果で起こるようにも考えられ、私自身も生活の無謀が高じてこの病になったと考えられる。

自分の身体は強い強いと思っていたが、実は知らない所で弱い部分があって、それがターゲットになったのかもしれない。

未出産でもあり、ある本によれば、女性は出産してはじめて毒素が抜け、それで健康に美しくなるという説があるように、自分は女性としての機能を十分に発揮していないことに気付いた。

それまでは大病をしたこともなく健康面には苦痛を感じることもないのが常だったので、癒すという心構えなどを持ち合わせていなかったのである。

F・ナイチンゲールが、「病になるとそれはどこかで治そうとする修復作用や自然治癒力が機能する」と哲学的・科学的に記しているが、これは生理学でいうホメオステーシス（恒常性）であろうか。生き物の個体には、自然の力でその個体維持のバランスを保つシステム機能がある。学んではいたがこれらへの気づきが足りなかったと、この期を境に身をもって自覚した。

自分自身がこのようなことでは、いくら治療してもその効果は得られないだろうと、もっともっと真剣に、がんの治療に取り組まなくてはならないと気付いたのである。これは大きな収穫であり、今考えると、この地点がセルフケアの出発点であり、アクティブな患者にシフトを変えたということであろうか。

しかし、これぐらいにがんを理解したからといって、病が直ぐに癒えるはずもなく小腸にも再発した。

がんは60兆ある細胞の一つの核がもつ遺伝子の損傷と言われているが、がん細胞そのものは性質上、治療しても大きな変化は期待できないのかもしれない。

正常細胞に比べてがん細胞が強いか(多いか)、弱いか(少ないか)、あるいはその中間にあるか、の正常細胞との戦いであり、その結果が、がんを呈するか、否かではないかとも考えるようになった。

そこで、一方の正常細胞を元気づけることも必要ではないかという考えができるようになり、目標が見つかり気持ちが変わって明るくなってパワーが出てきた。

自分がうつになったとは気づくことはできなかったが、今からから思うと、うつ状態になったときもあったと思う。

暗い表情で、職場の人や家族にも苦労をかけたと思うが、本人から注文を出すことはなかなかできないことでもあり、こんなときに周囲から先に声かけがあると、行動し易く救われるように思われる。

また、「病は放物線でその病の持つエネルギーが身体から放出してしまうと、病は平癒に向かう」とある女性作家が話されていた本を読み、がんも出尽くしてしまうとがんの力も弱くなり、治るのではという考えにも共鳴した。

がんの原因や治療が完全解明されない状況下では、昔の結核医療を想定することもできる。

戸板をベッド代わりに長く療養し、やがてその原因が結核菌であるけれども実は栄養も大切だったという、このような結核患者は今日激減しているが、がん医療も実はこんな顚末になるのではと、がん医療の未来を勝手に想定してみたりしている。

人間的に弱い部分が見えてくると自然にも目がいくようになった。木々の緑に、鳥の鳴き声に、道端に咲く小さな花に、社会のいろいろな出来事にと、あのまま病を体験しないで人生を突っ走っていると、今気付いていることは気付けなかったように思う。
このように思うと、病の体験は私にとっては人生を膨らませ、心に余裕を持たせてくれたようで今の時を肯定している。

2. 先達からの救い

闘病するにあたり、この先どういう風に生きたらよいのだろうかとパニックにも陥り、不安や迷いをしょっちゅう感じていた。がんの闘病は、生きることへの戦いそのものであった。

がん患者である私は、この先どう生きていけばよいのだろうか？ 仕事をしながらがんの治療をして、それで治るのだろうか？ 仕事ができないとすれば、生活はどうなるのだろうか？ などと悩みの連続であった。

これらの想いを抱えながら、がんとともに17年間を過ごしてきたが、それぞれの時期に感ずることは異なっていたし、多くのがん体験者の講演や書物はそれぞれが、何らかのその時々の私の知恵になり生きる力になってくれた。

その中でも3人の生きざまに、私自身の闘病を映しながら感動を受けたし、また、生きる術を学んだように思う。

■竹中文良『医者が癌にかかったとき』文藝春秋（1991）、文春文庫（1994）

外科医で大学教授、また、CSC創始者の故竹中文良先生の本である。私が、がんになったちょうどその頃に本書は出版されたので、直ぐに本屋で見つけて読んだ本だ。日赤看護大学教授ということもあって、医師であり医療者である著者のがんになったその心理に、当時は関心があったように思う。同感するところがあって私も頑張ろうと励みをいただいた。

今、再度読み直してみても、竹中医師ががん患者を診療しての想いや考え、手術室に入室する場面や手術の場面などは、ご自身の経験を踏まえて医療場面を詳細に書いてあって、新鮮さと暖かさが響き、さすが医師と思う。

医師や医療者にも隔てなくがんは襲ってくることをあらためて認識させられた。

■関原健夫『がん六回人生全快――現役バンカー16年の闘病記』朝日新聞出版（2001）、朝日文庫（2003）、現・講談社文庫

銀行員である関原健夫氏の講演を横浜で聞いたのが最初である。対象が医療者向けのシンポジウムであったと記憶しているが、何度もがんを体験し仕事をしながら治療を重ねたことから、私自身を重ねるところもあって闘病の励みになった。

今でこそ、何度もがんになり手術を重ねて生きるがん体験者の話に触れる機会が多くなったが、当時は情報が少なく貴重な講演だった。

会場から、看護師だったと思うが「肝臓へ転移した場合、手術はしないのではないか」というような質問があった。今、著書をあらためて読むと、肝転移だと手術するかどうかという論点ではなく、肝臓に転移したがんを摘出できる医師が主治医であったということが分かり、がん患者も治療を受ける医師次第で結果が相違することが多少ともあるように思われる。

がん対策基本法にある医療の質を均一にすることは、患者一人一人の命を大切にすることでもあり、第五章の「なぜ治療は成功したのか」〔主治医座談会〕は、患者と治療する者の経過、患者と医師団のそれぞれの考え（根拠）が理解でき参考にすることができた。医師団のチームワーク（連携）の良さは、がんセンターだからこそといえよう。

私自身もリンパ節への転移が起き治療が定まらなかったとき、当時は60歳半ばで仕事をしており、生きたい気持ちでいっぱいなのに、治療法がなければ死ぬしかないのかと思い悩んだ経験があるが、がん体験者の多くは同じような思いをしているのではないだろうか。

一生懸命に取り組んでくれる医療者の姿勢に、がん患者は感謝と感動をせざるを得ない。病状によっては対応策が考えられない場合もあるかとも思われるが、がん患者がこのように多くなって臨床事例が蓄積された今日では、がん医療の根拠もある程度明白になってきたのではないだろうか。

何を根拠に判断するのか明白にして、日本のがん医療の質が均一になるよう、患者は命をかけて必死であるのだから、医療者もあきらめないで全力を尽くして欲しいと願いたい。

■G・アンダーソン著、帯津良一監修、藤野邦夫翻訳『ガンに打ち勝つ患者学―末期ガンから生還した1万5000人の経験に学ぶ』実業之日本社

藤野邦夫氏は、フランス文学者で翻訳家でありがん難民コーディネータでもある。NHKのラジオ深夜便『輝いて生きる』がん難民を救え」で藤野氏の話を聞いた。ちょう

ど私は、ゆっくりした状況で化学治療を受けたく思い、そのために職を辞し無職で療養に専念しているときであった。

しかし、職を去ったことでかえって葛藤状態となり、悶々とし不眠が続き高血圧で体調は不良となるなどして、最悪の状態となった。

藤野氏は家族をがんで亡くされ、ご自身も前立腺がんになり治療をされていることから、がんの悲惨さを理解されたのであろうか、翻訳家であるのにがん難民、言い換えれば末期がんで治療のすべがなくなって病院から見放されている患者と医師の間をつないでいる。

深夜放送で話を聞き、ちょうど私自身が将来を考えられないほどのどつぼに落ちていたときだったので、「これではだめだ、頑張らねば。がんがあっても仕事はできる、続けてみよう」という大きな声援をいただき、勇気をもらった。

長くがんを体験すると、次の治療法をどうしようか、治療のすべがなくなった、と迷える時を必ず体験する。

このようなときに、藤野氏のがん患者を思いやっての説得力のある話は、がんで悩む者の後押しになってもらえると思う。

3．がんと看護の仕事

私は約50年間、看護の道を歩んできた。病院で約15年、そして看護教育の場で35年間従事したことになる。看護師として医療の現場を、また、がん患者の一人として医療の中身に接してきたが、その流れの中で、がんの医療は質的に向上し患者中心のやさしい医療に変化してきているように感じている。

私は戦中生まれで、記憶によると確か中学生のころは、友達が虫垂炎で入院しても当時、完全看護は新しく珍しい状況であった。

看護教育は、ＧＨＱの看護改革により誕生した３年制の高等看護学院教育が主流で、当時の看護の大学は２大学のみであった。現在は３年制の看護専門学校約６００校と、２００校を超える看護大学で看護高等教育が行われている。

私自身が体験した看護の流れを概観しても、病気の看護から病人の看護へ、そして考える看護と今日のＥＢＮ（根拠に基づく科学としての看護）に変遷してきた。

また、がん専門看護師や化学治療認定看護師ががん看護分野で活躍し、医療も日進月歩で進み、高齢者をはじめ多くの者がその恩恵を受けられるようになった。

また、がんサバイバーや私自身のように、がんを早期に発見し治療を受けることで助かる人も多くなった。

その反面、がんで亡くなる人は依然死因の1位で、慢性疾患患者も激増し疾病構造に変化をもたらし、大きな問題である。

時代は変わっても病人を治療するのは、病にある人を診断・治療する医師とその日常生活面の世話をする看護師の両者が必要なことに変わりない。どんなに優れた治療であっても看護が伴わなければその効果は期待できない。

このように国民病ともいわれるようになったがんの患者は、医師と看護師をどれほど頼りにし、看護師にはどのような期待をもっているのだろうか。

今日の臨床の看護師は、効率とスピードが求められる医療の中で多忙すぎるのではないだろうか。

医療の仕組みが高度になりDPCの導入などで、物理的に患者と接する時間は制限され、看護内容もこれらに伴い、患者とのかかわりや関係が取りにくい状況になってきているように感じられるのであるがいかがであろうか。是非ともうまく縦・横・斜めとネットを張ってコンタクトを深めてほしいと思う。

日本国民の2人に1人ががんになる時代に、全面的にがん患者を救うのは看護師以外に居ないのではないかと思っている。

治ることを前提にしたがん患者の再発予防や体調管理（セルフケア）の指導に、クリエイティブに力を注いでいただけることを期待している。

故人となられた柳原和子さんの生きざまは壮絶で深呼吸をして拝読させていただいた。がん患者の背景もそれぞれで療養態度も個々に異なり、個々に見合った体調管理指導ができるのはベッドサイドにある看護師だけと思う。

それにはマニュアルを超えた個々人を把握することであり、看護師はがん患者をあきらめないでケアしてほしい。

リラクゼーションで気持ちを落ち着かせながら、患者の持てる苦悩を軽減し楽にさせるのも一つであろうし、がんは長い間に身についた生活習慣病といわれているが、それは決して生活習慣のみの影響ではなく、環境つまりその人の生き方、考え方、経済力など大きな環境要因が影響を及ぼしているに違いない。

壮年期の無理、徹夜による睡眠不足やストレス、暴飲暴食などは身体に良くないことであるが、それらと関係があるのかも知れない。

また、看護師の専門知識を患者に伝えたとしても、対象には思い通りに伝達されるとは限らない。患者にもっともっと関心を持って横断的・縦断的に患者の中に入っていくことで患者の把握ができると思う。その中に原因らしきものが見つかるかもしれないし、これらからの再発予防の可能性が見つかるかもしれない。

医療経済の圧迫で介護・看護の現場は患者の自立を基本にしているが、このことは良いにしても患者が自立できるまでの詳細な中身の把握、そしてそれに合った指導(セルフケアのための)を徹底してほしい。

やさしいがん医療に内容は変化してきているように感じられるが、社会における関わりの方は表面的で温もりが少ない希薄社会になってきているように感じられることもあり、もっと助け合える暖かい社会にできたらと思う。

私ががんの急性期にある頃、妹の夫や父親も病になり悪いことが重なって、一時どうなることかと当時は思い悩んだ。

シングルということもあり生きるためには仕事をしなければならないし、社会とのつながりがなくなることにも不安があった。

がんは慢性化すると健康な時と体調のふるわないときの行き来があることから、仕事は決してできなくはないし、健康保持に向けては経済的にも費用がたくさんかかることから経済的自立も必須である。

あるとき、戦友（同じ病のお友達）から、仕事について訊かれた時があった。「病は回復するように治療しているのだから、できるだけ頑張って続けた方が良いのでは」と話をさせていただいた。

看護の仕事は一生かけて学び続けるという生涯教育であり、がん看護は看護師のもつ生命観や人生観が反映される、まさしくそれを実践できる領域ではないかと思っている。対象あっての看護学であるが、がん患者の一人一人の生きることを援助するダイナミックな看護学をと思う。

コラム

がん専門看護師（CNS Certified Nurse specialist）　がん領域における専門知識と技術を深めた専門看護師で、がん患者のケアや相談にあたり、また、ケアを提供している看護師の相談や教育も行う。教育は大学院修士課程で学び、さらにがん看護領域での経験を積み認定を受けた者である。

化学治療認定看護師　化学治療面の知識と技術を持ち、化学治療分野の看護実践を行う。看護師の資格を持ち、さらに6カ月以上の研修を受け認定された看護師である。

DPC Diagnosis Procedure Combination　診断群分類で、医療費の定額支払い制度をいう。

平成15年に大学病院などで導入され、診断結果に対する診療報酬が決められていて、実際に掛った経費は後から経費として差し引かれる。無駄な医療が行われなくなり、最適な医療を医療者が行うようになる。

エピソード **私の一番古い記憶** 和20年6月29日未明、朝焼け雲がたなびく烏城（岡山市）の上空に現れたB29機がゆっくり飛行している情景が私（4歳）の記憶の最初で、今でも忘れることができない。母の話では、私は「父の背中に負われてぶるぶるふるえていた」と聞いている。子ども心に相当の恐怖を感じたのであろう。当時、祖父は岡山市出石で岡崎洋服店を開いており、当時は家族もそこに住んでいた。無数の焼夷弾《しょういだん》で市街地は猛火に包まれ混乱した多くの市民が、その家の前の道路を下手の方から上手に逃げてくるその光景も頭の中から離れることはない。

その後、父の実家である岡山県吉備群高松に帰ることになり、その帰る途中に「B29」という声に、大急ぎで母とともに樹の陰に逃げ隠れした記憶がうっすらと残っている。

4．マイ養生訓

健康は個々人の一生を左右する重要な要素である。私も今までがんとともに歩んできたが、これからもがんサバイバーとして歩む。セルフケアでよりウェルネスな状態で生きることが求められそれをマイ養生訓とした。

（1）病状管理

健康は、個々の一生を左右する重要な因子である。私自身も今まで同様、これからもがんとともに歩んでいくことになる。ウェルネスを維持するためのセルフケアの一つには病状管理がある。

がんが長引いた理由を振り返ってみた。その一つに、もっと早く診察を受け治療をしていれば、もっと治りは良かったのではないかという思いがある。ちょうど更年期だったので、生理は不順で子宮筋腫があると言われていたが、当時、子宮を取る手術に積極的になれなかったことと、仕事に追われた日々を送っていたことが診察を遅らせた理由である。

男性女性を問わず生殖器の病は性生活が関係する。夫婦の場合もいろいろ悩みが伴うであろうが、専門家に遠慮しないで相談することである。

私はシングルなので親身に相談できる相手がおらず独断したが、ここまでたどり着くのにかなりの時間を要し残念ながら遅くなってしまった。

がんは早期発見と早期治療が大切である。私が治療を受けた大学病院は、勤務先と同じ設置主体で、場所は勤務先と目と鼻の同じ構内にあり、幸いにも物理的に近い環境で治療を受けることができた。このことから全てが信頼できる状況にあったが、私の場合、慢性化して長引いてしまったので、一生懸命対応してくださっているのにと、治療される先生方にかえって申し訳ない思いの方が強かった。

また、セカンドオピニオンが一般化されるにつれ、受けたい思いは持っていたが、仕事があることから時間的余裕がなくて直ぐに実行できなかった。仕事が少し楽になってＣＳＣ(がんサポートコミュニティ)に加入してからセカンドオピニオンを受けてみる気になった。

ＣＳＣでは容易にセカンドオピニオンが受けられた。この結果を大学病院の受持医に通知することで、主治医も結果を参考にしてくれ、私自身も安心できたように思う。セカンドオピニオンを受けて良かったと思っている。

がんは、私のように悪くなっても、悪いところを治療すれば治療効果が得られる医療に変わってきたので、自分で体調管理をしっかりすることで、生まれつき持ってきた命を少しでもがんにならない場合の命にして長らえることができるようになったと思う。

定期受診日や検査の指示を必ず守って、日々の変化に留意し、結果を細かく主治医に報告するようにして万全を図ろうと思う。

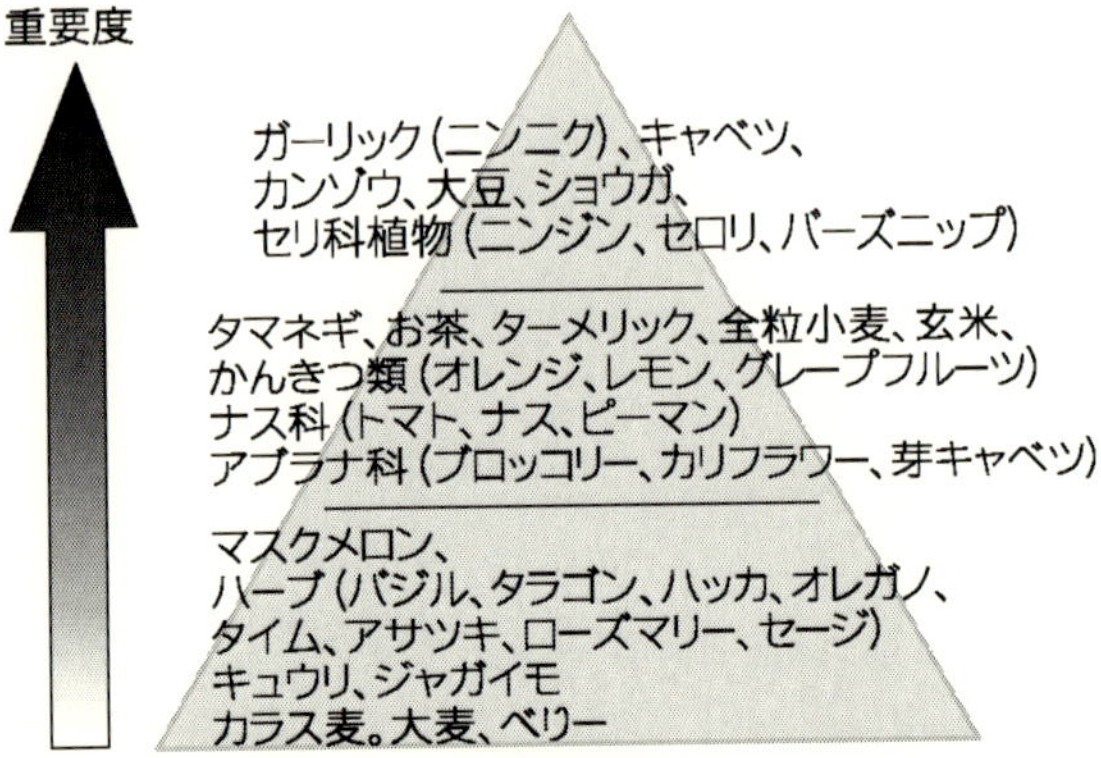

図 18　がん抑制効果のある食品
（デザイナーフーズプログラムより）

（２）生活管理

①食べ物　日常生活では、がんになってからまず食べ物についても留意した。『がん予防に役立つ食べ物』（三浦理代、浜内千波著）などこの類の書籍がたくさん出版されているので、これらを参考に料理をしている。そうすると、自然と自分が実行していることと参考書に書かれた内容に今では大きな相違がなくなり、基本はまずはおいしくいただくことと考えている。

年齢が壮年期から老年期にかかっていたので、動脈硬化を意識して減塩を基本に、動物性脂肪を含む食品を避け、野菜・果物を多く摂るようにしている。植物性の油を使うようにして、胚芽を含む穀物や豆類、乳製品をとるようにしている。私はイレウスの既往があるので、消化器

表4　体に良い食品

◆活性酸素の害から守る	ポリフェノール	緑茶　赤ワイン　チョコレート
活性酸素を除去	ケルシチン	玉ねぎ
◆発がん性物質の生成抑制	ビタミンC	かぼちゃ　かぶ　ジャガイモ
◆抗酸化作用	ビタミンE	落花生　ホーレンソウ
細胞膜の変化の抑制	リコピン	トマト　赤ピーマン
◆がん予防	βカロチン	あしたば　ニンジン　モロヘイア
	アリシン	にんにく
	イソテオシアネート	大根先端（すりおろしの生）
	ナットウキナーゼ	納豆
◆免疫力をアップ	グルカン	まいたけ
	アリシン	にんにく
◆腸活動の活性化	植物繊維	えのきだけ　たけのこ
◆抗がん作用	レンチナン	しいたけ
◆滋養強壮	フラボノイト	あしたば
	カリウム	こまつな
◆過酸化脂質の抑制	ビタミンC，B2	ピーマン　芽キャベツ
◆がん細胞の抑制	サルフオラフェイン	ブロッコリー
◆細胞活性化	アルギン酸	わかめ
◆発がん性物質の排泄	ビフイズス菌	ヨーグルト

表5　がんに対して良い食品

活性酸素の害から守る	ポリフェノール	緑茶　赤ワイン　チョコレート
活性酸素を除去	ケルシチン	玉ねぎ
発がん性物質の生成抑制	ビタミンC	かぼちゃ　かぶ　ジャガイモ
抗酸化作用	ビタミンE	落花生　ホーレンソウ
細胞膜の変化の抑制	リコピン	トマト　赤ピーマン
がん予防	βカロチン	あしたば　ニンジン　モロヘイア
	アリシン	にんにく
	イソテオシアネート	大根先端（すりおろしの生）
	ナットウキナーゼ	納豆
	ポリフェノール	蜂蜜
免疫力をアップ	グルカン	まいたけ
	アリシン	にんにく
腸活動の活性化	植物繊維	えのきだけ　たけのこ
抗がん作用	レンチナン	しいたけ
滋養強壮	ラボノイト	あしたば
	カリウム	こまつな
過酸化脂質の抑制	ビタミンC，B2	ピーマン　芽キャベツ
がん細胞の抑制	サルフォラフェイン	ブロッコリー
細胞活性化	アルギン酸	わかめ
発がん性物質の排泄	ビフィズス菌	ヨーグルト

系つまり口（歯や口腔粘膜、嗅覚も含む）から食道、胃と腸、そして排泄までと、これらの器官と臓器が一連に機能することでおいしくいただけることになることから、ヨーグルト・乳飲料なども毎日欠かさず摂るようにしている。抗酸化力の強いレモンや蜂蜜もできるだけ摂るようにしているが、続かないときもある。**表4**に体に良い食品、**表5**にがんに対して良い食品をあげる。

食事はおいしくいただくことが基本で、食事を楽しみながら良く噛むことも大切である。化学治療の後は、口内炎を起こし歯肉は弱りがちなので、口腔を清潔にして治療前後に歯科受診をすることも良い。

しかし、いろいろと注意をしていても、気候が寒くなったり暑くなったりと変化が多い時は失敗し腹痛を起こすことも度々あったので、このようなときは、おいしい粥を作り消化の良いものをとり胃腸が回復するのを待った。また、婦人科疾患の術後は便秘になり易いことから、下肢をあげる運動や食物繊維を多く含む食品を摂るようにし、便秘傾向にある時にはパウエルマッサージが効果的であった。このマッサージは、①仰向けになり、膝を曲げ、腹部の緊張をとる。②両手を重ねて、2・3・4指の指先で、腹式呼吸の吐く息に合わせ、腹部を押す。③時計回りで、右側骨盤上↓右側肋骨下↓左側肋骨下→左側骨盤上→恥骨上の5部位の順序で押す。④これを5回繰り返す。

②血液循環を促す　心臓に始まる血管内には血液が流れ、酸素や栄養物や代謝産物を運搬して全身を還流している。これらの機能をもつ血液循環を良くすることは大切なことで、この循環を良くするために保温に留意する。身体は温めれば温めるほど丈夫になる（石原結實）とのことで、私も冷え症であることから身体を冷やさないよう温めるようにしている。未だ低体温であるが、徐々に効果が出てくるであろうと期待して待っている。

運動すると少し時間が経って身体がポーと暖かくなってくる。

入浴は40度前後の温湯に入浴剤（炭酸ガス、アルカリ性）を使用し、肩を冷やさぬようタオルを両肩に掛けて20分ぐらいは入浴するようにしている。

入眠できるようにするための方法として、睡眠時間（6～7時間）を考慮した入眠体制が私には効果がある。入浴は入眠2時間前が良い。

冬は冷えないように入浴後は布団内に直行する。パジャマの上に首や肩を冷やさないようにケープのような衣類を1枚つけて寝るとスムーズに入眠できる。

飲み物ではショウガ紅茶を毎朝飲用している。ショウガをすって黒糖を入れた紅茶で、続けたことで効果がみられた。

レストランや食堂に入ると氷の入った水が出てくるが、あれは飲んだことがない。冷え症の者が飲水を口にする時は、まず暖かいものを飲むようにして、冷たいものは口の中で少し温めてから飲むようにすると良い。

衣類に貼るカイロや暖房器具なども直接的に身体を暖かくしてくれる。足温器やマットも同様である。

衣類では腹巻やヒートテックの下着も身体を温め循環を良くしてくれる。

毎日運動することで代謝がよくなり身体は暖かくなる。

③運動・リラックス　運動とリラックスも大切である。今、思うとがんの診断を受けてからしばらくの間は、気持ちはたかぶり交感神経は上がりっぱなしの状態だったと思う。今の心境は、病が落ち着いているので心も落ち着いている。心身が一体であることがよく分かる。

手術後麻酔から覚めたときは、手術を無事に終えて、まさにあの世から生きて生還した喜びで湧きあがったように思った。そうすると精神の高揚であろうか。あれもしたい、これもしたい、何でもできるような気がして欲望でいっぱいだった。

現在は、気功の静功法で何も考えないように脳を休めて深呼吸を30分ほど行い、脳(精神）を解放する。その後は気持ちがスーッとして心からリラックスできる（α波の出現）。

美容院で髪を洗うと頭が軽くなって気持ちが良くなるが、あの快感が得られるように気持ちを解放するのである。イメージ療法では、青い海原や緑の草原をイメージして心を解放することでリラックス効果が得られる。

フットケアやハンドケアなどのリラクゼーションを受けても、副交換神経を優位にしてリラックス効果が得られる。温泉や旅も良い。

化学治療のあと、少し元気がでてきた時点で日帰り温泉に行って、自分自身をねぎらいながらゆっくり温泉浴を楽しみ身体を温めたこともある。

運動では、ウオーキングを自分で目標を立て、無理をしない範囲で実行している。大した歩数ではないが１週間に４０、０００歩以上を目標においている。適度の運動をすることで良く眠れるし、体重のコントロールにも役立っている。

④睡眠　一時、不眠になった時があったが、そうなると昼間に思うように活動できなくなる。活動する気力が湧いてこない。

年齢とともに眠りは浅くなり、ちょっとしたことで目が覚め、また、覚醒すると余計に眠りにくくなる。夜間、排泄で目が覚めた時も直ぐに眠るようにする。

夕方以降は飲水を多く摂らないようにし、カフェインを多く含む飲料を午後3時以降は控えるようにすると良い。

寝床内を暖かくするなど保温に留意して、熟眠できるよう寝具類を整える。精神的動揺も不眠の原因になるので気持ちを落ち着かせることが大切である。

⑤**肥満防止**　食事と運動で肥満防止に努めている。体重測定を忘れないようにし体重を増やさないよう食事と運動で調整をする。年齢とともに代謝は落ちるので、必要以上の摂取を避け運動を励行する。

⑥**疲れをためない**　何としても疲れをためないようにすることも大切である。つい過信をして頑張りすぎると後で疲れが出る。日々少しずつできることをし、疲れたらマッサージやリラクゼーションなど自分でできることを実行する。

整体療法などを受けて血液やリンパの循環を良くして疲労物質を早く除去できる。

⑦**免疫力を高める**　免疫力を高めるには、新鮮な空気をたくさん吸うように意識し実践することが大切である。また、『疲れない体をつくる免疫力』(安保徹著)では、①なるべく日光をよく浴びる、②1時間に1回「大きく伸びをする」、③1日に3回「爪をもんでみる」、④週末に「玄米」を試してみる、の4点を推薦している。できることを実行し

てみるのも良いだろう。

生きる希望を持ち、くよくよしないで前向きな姿勢で進むことも免疫を高めてくれる。希望があるところに道は開け、病状も山あり谷ありであっても、忍耐強くいくことも大切である。たとえ、リンパ節への転移が見つかり手術ができず、治療法がないと医師から希望をたたれるような説明を受けた時も、先真っ暗になって落胆したが、しかし、主治医は次の治療法をきっと考えてくれているだろうし、セカンドオピニオンだってあろうと考える。

がんの手術・化学治療・放射線治療の3大治療に加えて、ガンマーナイフや免疫療法やがんワクチンなどといろいろな治療が開発されていることから、転移や再発にも明るい治療が道を開いてくれるだろう。必ず、がん治療の道はより大きく開く時がくるであろうと、これからのがん医学の発展に期待したい。

5．がんと闘う戦友に

わが国において、主要死因別にみた死亡率の第1位は悪性新生物（がん）で一貫して増加の傾向にあり、2人に1人ががんになり、3人に1人はがんで死ぬ時代である。この統計でいくと肉親や近隣、友人の誰かががんを発症するという身近な問題となった。

何故にこんなにも多くの者ががんになるのか、がんは予防できるのか、がんになったらどうすればよいのかなど、がんへの関心は他人事ではなく誰もが考えなければならない大きなテーマである。

ストレスによるものなのか、それとも、悪い食品を知らず知らずのうちに摂っているせいなのか、環境やあるいは老齢化によるものなのか、謎の部分は未だに多いのも確かである。

とにかく健康に過ごせるようにするため、がんになることを予防することが大切であるが、また、がんになった人は治療を受けて健康への回復に向け万全の体調管理を行い、心身をいたわり、平常心を保てるよう、日常生活を整えるなどして、再発を予防することも大切なことである。

こうした今も、世界のあるいは日本のどこかで、手術を受けている人や、化学治療中の人や、医師からシビアーな説明を受け驚愕している人や、緩和ケアを受けている患者・家族がいるだろう。

今の私は、がん細胞の活動は落ち着き、治療もなくて充実した日常生活を送っているが、しかしいつまたがんを再発するのか、あるいは他のがんになるとも限らず、その恐怖や不安は常に頭の隅にある。

治療していることから、もっと自信をもたなければならないが、なかなかウイニングできない自分がある。

がんを再発した者は、慢性疾患の類の経過を辿るが、適した治療法により健康になる可能性も大きくなってきている今日である。

誰しも、がんという病名を診断されるとまず死を意識する。私自身も死について何度も考え感傷的になった時もあった。しかし、誰しも自己の死を予測することはできないし、避けることもできない。死は平等に何人にも訪れ、早いか遅いかの違いである。それゆえ、大切なことは、最後までいかに生き抜くかである。

超高齢化時代を迎え、今までの医療は治すことを中心に治療・看護が行われてきたが、これからはシフトを変え自然を重んじる医療に変わっていかなければならないだろう。

死は100%誰にも訪れる。持って生まれた寿命もやがては負のエントロピーで消滅することを認識し、個々に納得した生き方を考える時代になったと思う。

個々の死は自然現象で敗北を意味するものではない。個々の死は、ここまで生きた証を残す。この証を家族や近隣が認め合える社会にならなくてはならない。近年、平穏死ということが言われるようになった。

私自身は、今までがんとともに忍耐強く生きてきたと思うが、それは持って生まれた親からもらった生命力であったように思う。生活の大部分を占めた仕事では、人様に迷惑はかけられないと、いつも思いながら体調と相談しながら仕事をした。ここまで納得して生きたことで、これからは神様からいただいたプラスの命と考え「命がなければできないこと」と思いながら、今までできなかったことに挑戦したくなった。いかなることにも勇気をもって、これこそが生きている証になると思えることを残る人生でやってみたい。

今、がんと闘いながら苦しみの中にある方もおられるであろう。その特徴からして、進行しだしたらストップがかけられないのもがんである。そこをどう納得するかは難しいが、何かいい知恵が浮かぶだろう。臓器が浸潤されることで痛みや苦痛、麻痺などの症状が伴うが、これらをうまく緩和することで、尊厳ある人の生き方を願いたい。病状が良くない時は神様がくださった貴重な休暇と思い遠慮なく療養しよう。

がんを病む多くの友は戦友である。戦友とは、がんとともに今を生き互いに助け合って人生を楽しむ仲間である。
死が訪れたとしても、今の今まで一生懸命生きてきたのだから、決して敗北ではない。

6．〝あお〟を看取る

〝あお〟は16歳の誕生日をあと少しで迎える15歳と9ヵ月でこの世から旅立った。その1ヵ月前から〝あお〟はいよいよ体が衰え、眠っている時間も多くなり元気がなくなった。

動物病院に連れて行ったところ、肝臓に水がたまっていて固形の利尿剤が処方され、この薬を飲ますのに一苦労した。

1ヵ月ほどこの薬で一時元気を取り戻したが、12月中旬頃また元気がなくなり、1日おきに獣医に連れて行き注射をしてもらうようになった。

ある朝、電気布団に横たわっている〝あお〟の体に動きがない。手足に触っても反応がだらりとしていた。聴診器で心音を聞くと、それははっきりとリズミカルに聞こえた。手と尻があまりにも汚れていて、熱目の湯で拭いたが微動さえしない。いよいよかと思っていると、〝あお〟が家に来てから今日までのことが急に思い出されて涙が出てきた。見舞い犬として来て見知らぬ私と出会って、その責任を終えようとしているのかと思うと目頭が熱くなってきたのだ。

そうこうしていると妹が帰り玄関の戸が開き足音が聞こえるや、〝あお〟は頭をもたげてむっくりと起きあがった。その晩は牛肉を食べ、翌日は少し元気になり、獣医のところに行って注射をしてもらい、その後だいぶ回復し元気になった。年が越せると期待していた。

体が老い衰退していく自然の成り行きに任せることも大変なことだと感じながら介護した。あの食いしん坊の〝あお〟が物を食べられなくなりじっとしていることが多くなって3日ぐらいは、〝あお〟と呼べば応えていたが、徐々にその回数は少なくなって浅眠に近い状態となった。ときどき苦しそうなうなり声を発していた。

最後の日は獣医に行って注射をしてもらったが、その日の夜半に口で大きく3回ほどあえぎ息がとまり最期の時を迎えた。〝ショコラ〟、妹、私の傍らで〝あお〟は命を全うした。

7．生病老死

食事を摂ることは生きる源に、住みよく環境を整えることは快く生きることに、活動して平静を保つことは円滑に身体を回し続けられることに、これらの全てが一つの生命に連動していると実感しながら日々有意義に生きたいものである。

いかに普通に日常生活を送ることが大切なことであるかと分かっていても、すぐに意識できなくなってしまう。

手術して麻酔から蘇った時は、大いに生きているという感激を感じたが、それ以来、久しくなってしまった。がんを病むということでは、良くなろう、元気になろうとはじめは誰しも意欲を持つが、それが慢性化し治療法が考えられなくなったりすると心は萎えてしまう。

いかなる病にあっても、希望、望み、夢がなくなると生きるパワーは湧いてこない。自身の意思力はもちろんであるが、家族、医療者は希望がもてるような関わりをすること、これこそが最も期待されることだと思う。また、国家・社会も病める人に生きる勇気を与えられるような、経済・福祉・教育の在り方であってほしい。

私の生涯において仕事の占める割合は大きいので、自身の仕事を振り返ってみたい。

職場は大きな病院と大学で、そこに長い間お世話になってきた。若い働き盛りの頃は、新設病院だったので立派な先輩リーダーの指導の下、チームを大切に「患者中心の看護」の下、職員一丸になり頑張った。これは、老いつつある私の大きな宝であり誇りとなった。

私は人を押しのけて邁進できるタイプではなく、興味のあるテーマを追い求めて進む、言ってみればマイペースのタイプのようである。大学での仕事は自分に向いていたと今は思っている。

看護という仕事は、他人を思う心が何よりも大切で、感情移入ができ内省的でやさしいといえる自身の性格は看護師に向いていたように思う。大学では、教育経験豊富な先輩たちに交じって和を大切にする環境下で、充実感をもって仕事ができたことは感謝に堪えないことである。

多くの方たちとの出会いがあり、長くいつまでも続く出会いもあれば、消えていく短い出会いもあったが、この出会いの一瞬が重ならなければ人との交流は生まれないであろうから、偶然だとか神の導きなのかと思いつつ、生きることは人と人の出会いであり、愛を今、感じている。

老年期の健康状態の在りようは人の死を長くも短くもする。夫婦でともに健康で過ごせれば幸せであるが、片方に先立たれた、あるいは子どもは海外にいるなどの一人身の人も多いかと思うが、要は自身が努めて心身をしっかり鍛え環境に適応することが重要である。

昨年来、新聞やテレビで孤独死のことが取りざたされ、これは行政を含めるあらゆる面から予防しなければならないことではあるが、3人に1人が高齢者という今までに経験したことのない時代になれば、残念ではあるが何が起こっても不思議ではない。

明日死ぬと分かってもするのが養生であり、70歳ともなれば死にまつわることが気になっても当然であろう。これから先どうしたら良いのか考えておく必要があると思い、ホスピス勉強会に参加してみた。

ホスピスはイギリスが発祥の地で、わが国で最初にできたのは神奈川県中井町にあるピースハウス病院で1993(平成5)年に開設された。病気になる以前に見学したことがあり、がんで積極的治療に限界を感じた折に症状緩和を主として、質の高いケアと療養生活の場を提供する施設である。超少子高齢社会の今、わが国では在宅医療が推奨されており、今後もその整備に拍車がかかっていくことであろう。

私自身は在宅ホスピスを考えており、町田市にある「楓の風」では昨年から在宅ホスピスが実践されているので、その実践報告会に参加してみたが、若い職員達にずいぶんやさしいかかわりができていることに驚き、居住する周辺にこのような施設が在ることにとても安心した。

私は元気なうちはしっかり生きて、自宅で人生を閉じたいというシナリオが描けるようになった。私の家族は寄り集まりの集合家族であるが、それでも歳を重ねるにしたがい少なからず助け合おうとする精神が芽生え、仲良くなってきているように感じている。今までは、互いの個性を丸出しで、言葉で上手く表現することも少なかったが、飼い犬たちに仲介をしてもらい、ＣＳＣの家族のきずなシアターに参加することなどで、少しずつではあるが家族の仲がより良くなってきている。

がんを患い、この疾患の特徴からして全快は難しいが、一病息災で老いていくのは自然のことであろうし、できうる限り生まれ持っている寿命はそのまま果されるようにしたいものである。大病をしたわけなのでそんなに長生きできるとは思わないが、看護師であるので予防に努め、セルフコントロールをしっかりして生きていこうと思う。

やがて迎える死の世界に、何の境を感ずることなく旅立ちたい思いである。老いるにしたがい神仏を祈願するようになり、一人身であることもあってちょうど節目となった70歳の3月に在家出家となり、毎朝欠かさぬよう御勤めをしている。

命への不安と恐れはないとはいえないが、誰しも死への不安はあろう。看護の仕事や、がんを体験したことや、近親者や見舞い犬〝あお〟の死を体験していることから、少しは死について理解はできているつもりである。

何が怖いのであろうか？ ある程度の心の準備もできており、いつ迎えが来てもおかしくはないのだが、友達のみなが元気だし、今の私自身も元気であれば、私だけ一人先に逝くのは不安である。

故島崎敏樹氏は「人間の本源的な暗闇の中へ独りで旅立たされる恐怖は想像を超えたものであろう」と書かれているように、誰しも理論で分かっていても理解しがたいものが死なのであろう。

死は誰しも避けられないことでその状態が来たとき、食が細くなり食べものが通らなくなり、器官や組織に自然と栄養が行き渡らなくなると、それらは弛緩して、やがてそれは気道を圧迫し呼吸ができなくなるので、死につながる。あるいは、心臓が先に止まるかも知れないが。

死はすべての人に公平に与えられた、どうすることもできない、それを受け入れるしかないでことで、最近では、このような死を平穏死という。是非ともそうありたいものと思う。

8．いきいきと生き、余る人生を楽しむ

ちょうど17年前の冬、54歳の時に卵巣がんを発病した。身体の中ではその前から異変が起きていたのであろうが、何となく下腹部が膨れてくるように思い、友達の腹部を観察した。ちょうど友達も肥満傾向にある年頃でもあったことから、それが当たり前と思ってしまった。

しかし、階段を上がる際に肩呼吸をするようになり、それでついに受診を決心し、がんであることが分かり入院し手術となった。手術に引き続き化学治療を受け3ヵ月の入院を終え退院となった。

がんであっても早期発見だからと高を括ってすぐに治ると思ってはいたが、このように長く病とつき合うはめになってしまった。5年間はまさしくがんとの闘病生活で、特に腸閉塞(イレウス)のときは苦しい大変な思いをした。腸が動いてくれないので食べた

ものが下に通過しないことから、この状態が半年ぐらい続き体重は10キログらい減少し、このときは死亡説も出たようだ。

こんな苦労をしながら、これではいけない、治るための努力をしようとセルフケアに着目するようになった。

19世紀、F・ナイチンゲール女史の著書『看護覚え書き』にある「全ての病気はその経過のいずれかの時点において回復過程であり・・・」のことばを拠りどころに少し自身を自然の中においてみようと決心した。

そうこうするうち還暦を迎え、主治医から「5年経ちましたよ」という自信につながる言葉をいただき、何かほっと心が安堵したのを今でもはっきり記憶している。

病むこと、生きることは大変なことであった。仕事も少し落ち着き心の余裕も出てきた3年前ぐらいにCSC（がんサポートコミュニティ）に入会し、がん仲間とともに研修旅行に参加している。会員の方と交流し、多くの情報と勇気を頂戴している。

がん体験者は同じ病と戦って苦楽を体験した戦友と私は思っている。新しい知識やリラックスする方法を教わり、忌憚なく話をする。自分も頑張ろうという勇気を与えていただいた。

明治28年発行の看護の本『普通看病学』の前文にある北里柴三郎博士の「摂生は本にして治療は末なり」という博士のことばは、治療は、摂生つまり養生がないといくら治療をしてもその効果は期待できないというようなことである。

自然治癒力が最高に発揮できるよう、現代医学と統合医療の力を借りながらこれからも体調管理に励み予防に努めたい。

命は誰にとっても有限でありしかもそれは謎でもあって、誰にも分からない未知の世界である。

余りの人生をいきいきと生きて謳歌したいと思う。

おわりに

平成25年の元旦を家で静かに迎えた。天気も良く穏やかであった。〝あお〟の居なくなった家には一抹の寂しさがあり、今でもそこに〝あお〟が居るような気配さえ感じさせる。

大みそかは例年のごとく、家の斜め前にある日枝神社に年越し詣でをするのが習わしになっている。今年も詣でができたことを感謝し一病息災と家内安全を祈願する。帰途にはみかん1個と甘酒1杯が振舞われる。

がんを患うと、他の病であってもそうかもしれないが、普通の日常生活を送れることがいかに嬉しくて大切なことかを実感させられる。これは幸せなことかもしれない。

今の気持ちは、病状は落ち着き健康そのものであるので平穏である。初老期であるが、健康なだけにエネルギーが余り、仏教でいう煩悩がいろいろ付きまとう。人間は欲張りである。健康なだけで十分であるのに、もっともっとやりたいことが頭をもたげてこれを振り払うのも一苦労である。これが、老年における平穏の暮らしの中の一コマかもしれないが、これを乗り越えてこそ平静の心境に到達するのであろうか。

私は、がんを発病していなかった健康時に、あるいはがんの治療をしながら、また、がんが治った時を通し、大学での看護教員の仕事を71歳まですることができた。微力ではあるが社会に貢献できたことを嬉しくありがたく感謝している。

私自身のこの体験について、これから看護師になろうとする若い看護学生への励みになるように役立てたいと考えている。是非とも実現していきたい。

感　謝

当初は意気込んだものの、進むにあたり感性の乏しさや文才のなさを感じるようになり、果たして闘病記になるのかと迷うようになった。

一体、誰がこの体験を読み共有してくれるのだろうかと内心思いながら戸惑いつつも、素直な気持ちで綴ってみた。綴りながら、病とその時の気持ちを振り返りながら、がんの医学知識について少しずつではあるが頭の整理ができたように思う。

今までの闘病記といいながらも、今後も生きていくことには違いないので、焦ることなく健康に自信をもって、1回限りの人生を大切にし、謳歌しながら生活していきたい。

本書をまとめるにあたっては、いつも傍らに居て助言くださった時空出版の藤田美砂子社長に助けていただき、心よりお礼を申し上げます。

最後に、長きにわたり治療・看護を親身になりご担当いただいた諸先生ならびに看護職の方々に心よりお礼申し上げます。

発症時の最初から大半を忍耐強く治療いただいた主治医の上坊敏子医師（元北里大学

医学部産婦人科教授、現社会保険相模野病院婦人科腫瘍センター長）、新井正夫医師（北里大学医学部）、平野聡子医師（現平野医院）、上坊医師からバトンタッチしてくださった現在の主治医、新井努医師（北里大学医学部産婦人科）、北里大学医学部外科ならびに医学部麻酔科医師、そして医学部放射線部新部譲医師と早田格医師、菊一好子看護師長（現北里大学看護部看護科長）、西又玲子元看護師長、9A・4B病棟看護職員一同、佐藤美紀がん専門看護師をはじめ多くの方々、ヘルス・サイエンス・センターの中・西医結合研究所中医漢方科の秦さちら医師と王暁峰医師、整体師中医整体院の桑樹春院長に心より御礼を申し上げます。

本書をまとめるに当たり新しいがんの医療知識を教授くださった久保五月がん専門看護師（北里大学看護学部准教授）に感謝申し上げます。

平成25年12月

付　記

・CSC（がんサポートコミュニティー）http/www.csc.-japan.org

参考文献

・三浦理代、浜内千波『がん予防に役立つ食べ物』同文書院、2007.
・安保徹『疲れない体をつくる免疫力』三笠書房
・五木寛之、帯津良平『健康問答』平凡社ライブラリー、695, 2010.
・『養生訓』
・青島大明『病を治す哲学　伝説的医書「黄帝内経」の驚異』講談社＋α新書、2009.
・上坊敏子『卵巣の病気　月経の不順から卵巣がんまで』健康ライブラリー、2012.
・アンドルー・ワイル著・上野圭一訳『癒す心、治る力』角川文庫、21版、2012.
・マライア .Snyder,R.L.;著　野島良子、冨川孝子訳『心とからだの調和を生むケア看護に使う28の補助的／代替的療法』ヘルス出版、1999.
・柳原和子『百万回の永訣　がん再発日記』中央公論新社、2005.
・岸本葉子『「ほどほど」がだいじ　がんから5年』文藝春秋、2007.

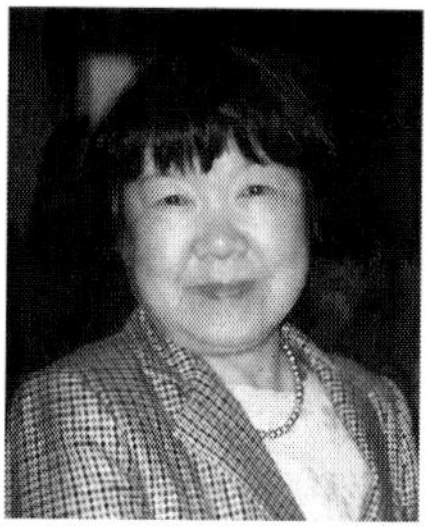

＜著者略歴＞

岡崎 寿美子（おかざき・すみこ）

1941年6月　岡山県に生まれる
1988年　北里大学 大学院衛生研究科修了
1990年　北里大学看護学部助教授
1995年　北里大学看護学部教授
2007年　千里金蘭大学看護学部・設置準備室教授
2008年　千里金蘭大学看護学部教授
2014年11月　逝去
北里大学看護学部名誉教授

〔著書〕『看護診断にもとづく痛みのケア』第2版（編著）（2002年）、『ケアの質を高める看護倫理』（共編著）（2002年）、『看護学概論』第3版（共編著）（2013年）ほか。以上、医歯薬出版。

がんのセルフケア
看護師として患者として

二〇一五年二月二三日発行

著　者　岡崎 寿美子
発行者　藤田美砂子
発行所　時空出版
〒112-0002 東京都文京区小石川四－一八－三
電話　東京〇三（三八一二）五三一三
印刷所　エス・クリエイティヴ
ISBN978-4-88267-058-2